子宫内膜异位性疾病中医药名家治验

赵瑞华　主　编
王　新　副主编

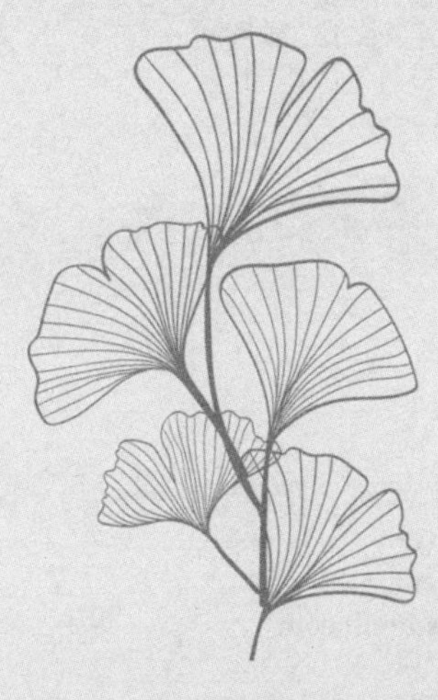

全国百佳图书出版单位
中国中医药出版社
·北　京·

图书在版编目（CIP）数据

子宫内膜异位性疾病中医药名家治验/赵瑞华主编.--北京：中国中医药出版社，2024.11

ISBN 978-7-5132-8874-3

Ⅰ.R271.19

中国国家版本馆CIP数据核字第20249HT748号

中国中医药出版社出版

北京经济技术开发区科创十三街31号院二区8号楼
邮政编码 100176
传真 010-64405721
山东临沂新华印刷物流集团有限责任公司印刷
各地新华书店经销

开本 787×1092 1/32 印张 8.25 字数 133 千字
2024 年 11 月第 1 版 2024 年 11 月第 1 次印刷
书号 ISBN 978-7-5132-8874-3

定价 38.00 元
网址 www.cptcm.com

服务热线 010-64405510
购书热线 010-89535836
维权打假 010-64405753

微信服务号 zgzyycbs
微商城网址 https://kdt.im/LIdUGr
官方微博 http://e.weibo.com/cptcm
天猫旗舰店网址 https://zgzyycbs.tmall.com

如有印装质量问题请与本社出版部联系（**010-64405510**）
版权专有侵权必究

内容提要

《子宫内膜异位性疾病中医药名家治验》一书收载了柴嵩岩、夏桂成、肖承悰、许润三、赵瑞华等40余位中医药名家在子宫内膜异位性疾病诊疗方面的心得及部分验案，分述其在子宫内膜异位性疾病及其相关疾病治疗中常用的经验方、辨证论治思路、临证加减、学术思想及理论基础等内容。本书在系统整理各位名家子宫内膜异位性疾病治疗经验的同时，多录有真实验案，内容翔实、简明扼要，旨在让读者能够深入了解子宫内膜异位性疾病，为临床实践提供诊疗思路，是中医妇科临床医师不可多得的参考书，也适用于临床医师、基层医务人员和中医爱好者阅读参考。

前　言

子宫内膜异位性疾病包括子宫内膜异位症及子宫腺肌病。子宫内膜异位症（endometriosis，EMs）是指子宫内膜组织（腺体和间质）在子宫腔被覆内膜及子宫以外的部位出现、生长、浸润，反复出血，继而引发疼痛、不孕及结节或包块等。子宫腺肌病（adenomyosis，AM）是指子宫内膜组织侵入子宫肌层并弥漫性或局灶性生长的一种疾病，其临床症状主要表现为三大方面：月经过多、痛经、不孕。子宫内膜异位性疾病影响了多达10%的育龄妇女，严重影响女性的身心健康，为诸多女性的生活增添了困扰。尽管妇产科同道多年持续努力研究，子宫内膜异位性疾病的很多方面仍然是一个谜，仍被认为是一种“无法彻底治愈”的疾病，因而探索子宫内膜异位性疾病的治疗方案是目前的热点与难点。

中医药作为一种副作用小、安全性高的治疗

方案，逐渐在子宫内膜异位性疾病的临床研究中呈现优势。深入学习子宫内膜异位性疾病中医药名家的临证经验，集百家之精华，有利于完善中医药治疗方案，提高临床疗效。但目前市面上尚未见将中医药名家治疗子宫内膜异位性疾病的经验进行汇编整理的书籍，其临证精华多分散于各类妇科经验集中，难以让读者全面系统了解子宫内膜异位性疾病的中医理论与临床研究的现状。因此，笔者广泛查阅文献，梳理名家治疗子宫内膜异位性疾病的经验，凝练名家核心思想，以利有一定临床经验的医生学习各家所长，又可帮助初学者、爱好者广泛深入了解子宫内膜异位性疾病的病机与治法特色，为临床辨证用药奠定良好的基础，从而促进中医药治疗子宫内膜异位性疾病事业的发展。

编者

2024年春

目录

引　子

子宫内膜异位性疾病包括子宫内膜异位症与子宫腺肌病两个病种。子宫内膜异位症是指具有生长功能的子宫内膜组织出现在子宫腔被覆内膜及子宫以外部位的一种疾病。子宫腺肌病是指子宫内膜腺体及间质侵入子宫肌层中，伴随周围肌层细胞代偿性肥大和增生，形成弥漫性病变或局限性病变的一种良性疾病。因子宫内膜异位症与子宫腺肌病的病理实质均表现为子宫内膜的异位生长，两者的临床表现与治疗方案有相似之处，且常合并发病。子宫内膜异位症的临床表现为疼痛、不孕、结节包块及月经异常。子宫腺肌病的临床表现为痛经、月经过多和不孕。子宫内膜异位症痛经特点为继发性、进行性加剧，可放射至会阴、肛门或大腿内侧，可伴有慢性盆腔痛、性交痛及肛门坠痛或坠胀感；月经异常多表现为经期延长或经间期出血。子宫腺肌病痛经虽与子宫内膜异位症相似，但多位于小腹正中且更剧烈，也可出现继发性、进行性加重的慢性盆腔疼痛。

目前针对子宫内膜异位性疾病的西医治疗有药物治疗、手术治疗和介入治疗。药物治疗主要包括非甾体抗炎药、口服避孕药、口服高效孕激素或地诺孕素、促性腺激素释放激素激动剂（GnRH-a）、左炔诺孕酮宫内缓释节育系统（LNG-IUS），长期使用可出现胃肠道反应、异常子宫出血、痤疮、体重增加、血栓风险、情绪变化、肝肾功能损害等副作用。如GnRH-a有明显的促绝经综合征副作用和远期骨质疏松风险；LNG-IUS宫腔局部孕激素的释放导致异常子宫出血、闭经、乳房压痛和卵巢囊肿等孕激素副反应。

子宫内膜异位症手术治疗主要为腹腔镜手术，一般包括以下几种：①保留生育功能的手术，切除或破坏所有可见的异位内膜病灶，恢复正常的解剖结构，保留子宫及一侧或双侧卵巢；②保留卵巢功能的手术，切除盆腔内的病灶及子宫，保留至少一侧或者是部分卵巢；③根治性手术，将子宫、附件及盆腔内所有的内膜异位病灶给予切除或者清除。

②型或③型术式并不适用于有生育需求的患者，而①型术式虽可保留生育功能，但仍不可避免地影响卵巢功能，且术后若不进行药物干预，极易复发。如何在不影响生育功能的前提下预防术后复发及改善术后患者卵巢功能仍是亟须解决的问题。

子宫腺肌病手术治疗包括子宫切除术、保留子宫的局灶性子宫腺肌病切除术、弥漫性子宫腺肌病病灶减少术和子宫内膜消融或切除术；介入治疗包括子宫动脉栓塞术、高强度聚集超声消融治疗。子宫切除术只适用于年龄大于45岁且无生育需求的患者；保守性手术及介入治疗因子宫腺肌病病灶广泛、界限不清而术后易复发。

由于目前西医治疗子宫内膜异位性疾病的局限性，子宫内膜异位性疾病仍被认为是“无法治愈的疾病”。因此，探索子宫内膜异位性疾病的治疗方案是临床研究的热点与难点。中医药作为一种副作用小、安全性高的治疗方案，逐渐在子宫内膜异位性疾病的临床研究中呈现优势。中医药在治疗子宫内膜异位性疾病痛经、囊肿包块，改善卵巢功能，提高子宫内膜容受性等方面均取得了一定的成果。2015年《子宫内膜异位症诊治指南》、2020年《子宫腺肌病诊治中国专家共识》、2022年《子宫内膜异位症诊治指南（第三版）》已明确推荐使用中药治疗子宫内膜异位性疾病痛经。为夯实中医药治疗子宫内膜异位性疾病的学术基础，有必要对中医药治疗子宫内膜异位症的相关理论和临床经验进行梳理总结。

名医经验是具有代表性的学术思想，是核心观点的来源，也是各种理论的源泉。研习中医名家的临证经验，集百家之精华，有利于中医药治疗方案的补充与发展，有助于启发新的诊疗思路。基于上述原因，我们择选了40余位代表性中医妇科名医，对其子宫内膜异位性疾病诊疗思路进行了全面的梳理总结，以期指导临床诊疗的创新与发展。

一、蔡小荪

蔡小荪教授简介

上海江湾蔡氏妇科第七代传人，全国名老中医药专家。学术上强调妇人以气血为本，肝肾为纲；治疗上注重补肝肾、健脾胃、调冲任；以通为用，通补结合。擅长活用古方小方，并因病寻药，创制专方、套方；用药以简、轻、廉、验为特色。

蔡教授认为，“宿瘀内结”是子宫内膜异位性疾病的基本病机，以“化瘀为要、分期论治”为基本治疗方法，经期强调化瘀定痛或化瘀止血，非经期以化瘀散结为主。临证以内异症Ⅰ、Ⅱ、Ⅲ号方为基本方，同时注重辨证论治，结合患者证候特点加以化裁。

（一）子宫内膜异位症痛经

1. **验方**　内异症Ⅰ号方；内异症Ⅲ号方。

2. **组成**

（1）内异症Ⅰ号方：炒当归10g，川芎6g，丹参12g，牛膝10g，赤芍10g，香附10g，延胡索12g，血竭3g（冲服），没药6g，生蒲黄12g（包煎），五灵脂10g（包煎）。

（2）内异症Ⅲ号方：茯苓12g，桂枝3g，赤芍10g，牡丹皮10g，皂角刺30g，桃仁10g，莪术12g，石见穿20g，水蛭6g。

3. **主治**　痛经较重、经量不多的患者。

4. **用法及临证加减**　经前3天及经期应用内异症Ⅰ号方以活血化瘀，调经止痛。若患者经量过少、排出困难者可加红花、三棱；经量偏多可加花蕊石（先煎），必要时吞服三七粉；腹痛胀甚者加乳香、乌药；痛甚呕吐者加吴茱萸；痛甚畏冷者加桂枝；每次经行伴有发热者可加牡丹皮，与赤芍配合同用；口干者加天花粉；便秘者加全瓜蒌。

非经期（于经净后开始服用至经前3天结束）

应用内异症Ⅲ号方，并辅以中药灌肠增强化瘀散结之力。中药灌肠方剂组成为丹参、败酱草、金银花、蒲公英、三棱、鸡血藤、昆布、海藻各15g，当归、赤芍、白芍、荔枝核、泽泻、佩兰各12g。瘀血重者，可加三棱；平素兼有小腹疼痛者加没药，痛而兼胀者增乳香；便秘者加全瓜蒌，便秘严重者加生大黄；平素脾虚者加白术；大便有后重感并肛门胀坠者可加牛膝、鸡血藤。

此外，蔡教授强调，仅凭上述基本方不能通治所有类型的内异症，临床还需根据患者的证候特点进行全面的辨证论治。

若患者辨证属于气滞型，则可加用青皮、陈皮、乌药、枳实等；若属于肝郁型，则加用疏肝之品，如柴胡、延胡索、枸橘李、川楝子等；若属寒凝型，则加用艾叶、吴茱萸、肉桂，寒甚则可酌加附子；若属湿热型，则可选用薏苡仁、鸡冠花、椿根皮等；若属热结型，酌加清热之黄芩、焦栀子、牡丹皮、败酱草、鸭跖草等。

（二）子宫内膜异位症伴月经过多或崩漏

1. **验方**　内异症Ⅱ号方（化瘀散结方）。

2. **组成**　内异症Ⅱ号方：炒当归10g，生地黄10g，生蒲黄30g（包煎），丹参10g，香附10g，花蕊石20g（先煎），熟大黄10g，震灵丹12g，白芍10g，三七粉2g（吞服）。

3. **主治**　子宫内膜异位症伴月经过多，甚或崩漏的患者。

4. **用法及临证加减**　若子宫内膜异位症引起月经过多，甚或崩漏，经期则不可应用内异症Ⅰ号方，而是采用内异症Ⅱ号方以化瘀澄源。蔡教授认为本症之崩漏乃因瘀血停滞，阻于经脉，新血不得循经所致，故治疗当仿"通因通用"之法，以化瘀澄清之法为主，选方用药不能纯用炭剂止血。蒲黄专入血分，以清香之气，兼行气血，故能导瘀结而专治气血凝滞之痛，且善化瘀止血，对本病经量多而兼痛经者尤为适宜。故本方重用生蒲黄，根据崩漏程度，可用30～60g。非经期治法同子宫内膜异位症痛经。

【学术思想及理论基础】

蔡教授认为，形成子宫内膜异位症的原因有三：一是经期产后房事不节，败精浊血混为一体；

二是人工流产、剖宫产术后，损伤冲任及胞宫；三是邪毒侵袭，稽留不去，致寒热湿瘀阻。不论何种病因，最终形成子宫内膜异位症的病理实质——血瘀。

气为血之帅，血瘀日久，必然影响气机，导致气滞。气滞又反过来加重血瘀，气不通，血不行，如此往复循环，气与血相胶结，又与寒、热、湿等多种病理机制相互影响，相互转化，令此病缠绵难愈。因此，蔡教授认为，“宿瘀内结”是本病的基本病机，“化瘀为要、分期论治”为基本治疗方法。经期若痛经较重，予内异症Ⅰ号方以活血化瘀，调经止痛；若表现为月经量多甚或崩漏，则予内异症Ⅱ号方以化瘀澄源。血瘀又可与气滞、肝郁、热结、寒凝等病理机制相互影响、互为因果。因此，蔡教授临证亦常随证应变，灵活用药。

（三）子宫内膜异位症不孕

1. **验方**　孕Ⅰ方（育肾通络方）、孕Ⅱ方（育肾培元方）。

2. **组成**

（1）孕Ⅰ方：茯苓、生地黄、怀牛膝、路路通、王不留行、皂角刺、制黄精、降香、麦冬等。

（2）孕Ⅱ方：茯苓、生地黄、熟地黄、仙茅、淫羊藿（仙灵脾）、鹿角霜、肉苁蓉、制龟甲、女贞子等。

3. **主治** 伴有输卵管欠通畅而无其他体征的不孕患者，或患者无任何症状、体征，但伴有血内分泌失调，如高催乳素、低黄体生成素而造成卵泡未破裂黄素化综合征。

4. **用法及临证加减** 经后期（月经净后至排卵期）需育肾通络，参以化瘀，以孕Ⅰ方合内异症Ⅲ号方为主；经前期（黄体期）需育肾培元兼化瘀，以孕Ⅱ方合内异症Ⅲ号方为主；经前数日及经期，治以化瘀调经止痛法或化瘀澄源法，拟用内异症Ⅰ号方或内异症Ⅱ号方。对基础体温转为典型双相，并示相对高温相者，则化瘀之品须在月经来后使用，慎防堕胎。若患者无明显症状及体征，仅表现为内分泌功能失常，蔡教授认为可单用孕Ⅰ方、孕Ⅱ方进行周期治疗，无须合并内异方治疗。而对于一些手术后的患者，应先调养气血，待气血恢复，再图孕育之事，还应积极防止子宫内膜异位症的复发。若伴情志抑郁不畅，可加用香附、柴胡、郁金以调畅气机、疏导情志。脾胃功能较差，积聚日久，癥瘕难消的患者，常常加上党参、黄芪、白术、茯苓等，助其健脾益气，促进药物吸收。

【学术思想及理论基础】

蔡教授认为，子宫内膜异位症患者基本病机为“瘀血宿积”。瘀血停留日久则引起脏腑虚损，而肾为先天之本，脏腑阴阳之根，脏腑虚损首先表现为肾的亏虚。肾阴肾阳亏虚则使肾—天癸—冲任—胞宫生殖轴功能失调，进而导致优势卵泡难以形成，卵泡发生闭锁、黄素化，发为不孕。因此，蔡教授将补肾大法融于子宫内膜异位症不孕的治疗中，顺应妇女生理周期进行调治，在活血化瘀至一定阶段，适时加用补肾调周法进行治疗，使体内肾精、肾气充足，有利于提高受孕率。

参考文献

[1] 康建华,邹红,章超,等.蔡小荪化瘀散结法结合中药灌肠对子宫内膜异位症的疗效观察[J].当代医学,2019,25(27):47-49.

[2] 毕丽娟.蔡小荪以分期类方、化瘀为要法治疗子宫内膜异位症经验撷英[J].上海中医药杂志,2016,50(3):1-3,25.

[3] 王芳,付金荣.蔡小荪治疗子宫内膜异位症不孕经验[J].中医杂志,2014,55(4):283-285.

[4] 金毓莉,白秀庆,周翠珍.蔡小荪治疗子宫内膜异位症痛经经验[J].河北中医,2013,35(11):1606-1607.

[5] 夏翔,王庆其.上海市名中医学术经验集[M].北京:人民卫生出版社,2006:244.

二、曹玲仙

曹玲仙教授简介

上海市名老中医。曹教授遵循“天癸既行，皆从厥阴论之”的理论思想，认为妇科病皆围绕一个“肝”字，临证需疏肝、调肝、养肝，亦要养肝、保肝、理肝；提出“肾气盛实方能生育”的学术观点。

曹教授认为，子宫腺肌病多由瘀、热两种病理因素胶固搏结而成，病机为“瘀热致病”，其病位在里、在营血、在冲任、在胞宫，治疗以化瘀凉血为基本原则。

子宫腺肌病

1. **验方** 桂枝茯苓丸化裁。

2. **组成** 桂枝茯苓丸+常用药(生地黄、大黄、山栀子、红藤、败酱草、蒲公英、白花蛇舌草、蒲黄、茜草等)。

3. **主治** 瘀热互结型子宫腺肌病。

4. **用法及临证加减** 疾病初期，多见瘀热实证，治疗宜以化瘀凉血定痛为主。月经量多时，加用凉血止血之品，如大蓟、小蓟、地榆、槐花、墨旱莲、仙鹤草等；疼痛明显时，曹教授常加用自创消炎方，方中土鳖虫、全蝎搜剔止痛，并配伍徐长卿、独活，其活血止痛效果尤佳。

久病多虚，在疾病的中期，常兼见肾虚、气血亏虚等证，虚实夹杂，此时不能一味化瘀凉血，当酌加补肾、益气、养血之品，以扶正祛邪，攻补兼施。

疾病后期，瘀热已去，正气多虚，曹教授常用党参、生地黄、熟地黄、当归、白芍、枸杞子、仙茅、淫羊藿(仙灵脾)、鳖甲、龟甲、肉苁蓉、菟丝子、巴戟天等益气养血、补肾填精之品进行调理。

【学术思想及理论基础】

曹教授认为，子宫腺肌病多由瘀、热两种病理因素胶固搏结而成，病机为“瘀热致病”，病位在里、在营血、在冲任、在胞宫。热、瘀两邪又相互作用。热邪灼伤脉络导致血溢脉外，停滞不行而成瘀，或煎熬津液，血液煎熬成块致瘀；同时，瘀久化热。两者之间形成恶性循环，从而加重病情。血瘀于内，不通则痛，发为痛经；血瘀日重，内结成癥瘕，则痛经愈甚；旧血不去，瘀久化热，故可见周期性发热；瘀血阻滞经络，血不归经，热迫血行，则可致月经量多如冲；胞脉不通，两精不能相授而无子。

参考文献

[1] 曾薇薇,曹玲仙.曹玲仙辨治子宫腺肌病经验[J].上海中医药杂志,2012,46(9):18-19.

三、柴嵩岩

柴嵩岩教授简介

第三届国医大师，师从近代伤寒大师陈慎吾。柴教授创建了以“柴嵩岩月经生理理论”“肾之四最”“二阳致病”“妇人三论”理论学说为理论核心，以顺应周期规律、顾护阴血津液、用药以柔克刚、调整气化功能、补肺启肾为临证思辨特点的中医妇科学术体系。

相对于以“血瘀证”为子宫内膜异位性疾病主要病机的传统认知，柴教授创造性地提出子宫内膜异位性疾病的本质是阳证、热证、实证之理论，认为其基本病因病机为湿热毒邪侵袭冲任血海，并创立“解毒热、化湿浊、祛瘀滞、散结聚”的治疗大法。

（一）子宫内膜异位症

1. **验方** 解毒散结化瘀调经方。

2. **组成** 本方用药分4组，包括清热解毒药、利湿化浊药、化瘀药和散结药。

（1）清热解毒药：常用金银花、野菊花、蒲公英、鱼腥草、萹蓄、瞿麦等药清解体内热毒。此类药物大多为植物的花叶，质轻无重镇凉遏之弊。柴教授认为金银花入血分，善解血中毒热，是妇科清热解毒第一药，直接针对子宫内膜异位症患者的病机——“湿热毒邪”，临床常用量为10～12g。

（2）利湿化浊药：常用茵陈、薏苡仁、土茯苓、川贝母等药利湿化浊。但因川贝母价格昂贵，常用夏枯草、青蒿代之。

（3）化瘀药：常用茜草、益母草、赤芍、三七粉等化瘀止血药，而慎用、少用活血化瘀药。柴教授认为如果贸用活血止痛药，会加重病灶出血，因离经之血并无出路，反而会加重病情。经期用三七粉3g，水冲服，是柴教授治疗子宫内膜异位症所致痛经的经验用药。非经期，柴教授喜用北沙参、玉竹等归肺经又具有益气滋阴作用的药物，以求调补肺肾，从肺而治，补肺启肾，从而稳定血海以达扶正祛瘀之效。

（4）散结药：常用生牡蛎、浙贝母、夏枯草、连翘、鳖甲等消肿散结。柴教授认为牡蛎不仅有软坚散结之效，亦可防活血化瘀药药力太过，常用剂量12～30g。

3. **主治**　湿热瘀阻型子宫内膜异位症。主要表现为经前或经期下腹疼痛、有灼热感、拒按，月经量多或经期长、色黯红、质黏腻，平素带下量多、色黄质稠、有异味，小便黄赤，舌红，苔黄腻，脉滑数。

【学术思想及理论基础】

子宫内膜异位症虽为良性疾病，却具有浸润生长的特点。相对于以“血瘀证”为主要病机的传统认知，柴教授根据子宫内膜异位症发病特点、病机转化规律和临床表现，总结出子宫内膜异位症的本质是阳证、热证、实证，基本病因病机为湿热毒邪侵袭冲任血海。因其导致的疼痛较为剧烈，且呈进行性加重、经期加重的特点，病灶持续增长，较为活跃，故属阳证；因其病因病机多为人流术后、宫腔术后、经期不节（洁）性交、生殖器官感染等，导致湿热毒邪侵袭冲任血海，所以属于热证；因其存在固定不移的异位病灶，病灶内含离经之血即为瘀血，瘀阻冲任，日久集聚成癥，所以属于实证。当外感的湿热毒邪或自身的湿热之邪与血搏结，伏于下焦，湿热毒邪阻于胞宫、胞脉，日久结聚于特定部位，则发为子宫内膜异位症。柴教授基于上述病机，创立“解毒热、化湿浊、祛瘀滞、散结聚”的治疗大法，强调四类药物的联合应用。

（二）其他相关疾病方药运用思路

1. **子宫内膜异位症不孕**　对于子宫内膜异位症合并不孕或者有生育需求的患者，柴教授常在解毒热、化湿浊、祛瘀滞、散结聚的基础上，辅以益肾安冲、稳定血海法治疗。

益肾安冲基本方组成：青蒿、茵陈、益母草、夏枯草、女贞子、墨旱莲、地骨皮、菟丝子。

临证时，根据病情程度之不同、月经期的不同阶段，治法有所侧重。病情较重时，以解毒热、化湿浊、祛瘀滞、散结聚治疗为主，排卵后佐以益肾安冲；待病情缓解则积极助孕，以益肾安冲、稳定血海法为主，佐以清热化浊、行滞散结；有正常的排卵后，在经后期可加大通络活血之力，促进卵子的排出，帮助患者受孕。

2. **围绝经期子宫内膜异位症**　柴教授提出，年龄在45~55岁近绝经期及40岁以上无生育要求的子宫内膜异位症患者，在“消癥、止痛、调经”的基础上，可顺势而为，顾护肾气，并适当抑制其卵巢功能，无须维持其生殖生理。常辅以益气固肾、养肝疏肝法治疗。

益气固肾、养肝疏肝基本方组成：青蒿、浙贝母、益母草、夏枯草、太子参、生牡蛎、枸杞子、郁金。

临证时，根据患者病情及年龄情况灵活应用。年龄相对较轻、病情较重，以解毒热、化湿浊、祛瘀滞、散结聚为主，以益气固肾、养肝疏肝为辅；年近五十、病情和缓，则以益气固肾、养肝疏肝为主，以解毒热、化湿浊、祛瘀滞、散结聚为辅，同时抑制患者卵巢功能。

3. **子宫腺肌病**　柴教授提出，子宫腺肌病的发病与多次妊娠及分娩、人工流产、慢性子宫内膜炎等因素造成的子宫内膜基底层损伤密切相关。其病因为胞宫冲任损伤，正气虚损未复，湿热毒邪乘虚侵袭。发病机制主要有两方面：其一为湿热毒邪侵袭，瘀阻胞宫冲任，经血逆流成“瘕”，与子宫内膜异位症之阳证、热证、实证类同，但子宫腺肌病与正虚有关。其二为肾阴不足，相火妄动。相火寄藏于肝肾，若肝肾阴亏，阴不敛阳，相火不受其制而上炎、妄动，导致虚热内扰，血海波澜涌动而统血无权，以致经血不循常道而妄行。故治疗子宫腺肌病在子宫内膜异位症“解毒热、化湿浊、祛瘀滞、散结聚”大法的基础上，可另辅以泻相火之法。

柴教授临床常用知母、泽泻、黄柏、寒水石等药泻相火而坚阴。泽泻常用剂量6～10g。对于子宫腺肌病伴月经量多者，柴教授常用白茅根清热凉血止血，以不干扰月经周期，常用剂量10～12g。其他治疗与子宫内膜异位症之治疗基本相同，临证总以患者年龄、月经周期、生育需求为应用要点。

参考文献

[1] 王阳,黄念,佟 庆.国医大师柴嵩岩治疗子宫内膜异位症证治思路[J].湖南中医药大学学报,2019,39(3):298-301.

[2] 濮凌云,柴嵩岩.柴嵩岩治疗子宫内膜异位症病机理论及遣方用药[J].北京中医药,2018,37(4):300-301.

[3] 姚海洋,赵葳,郭婧,等.国医大师柴嵩岩论治子宫腺肌症经验[J].中华中医药杂志,2022,37(11):6496-6498.

四、陈慧侬

陈慧侬教授简介

全国名中医，桂派名老中医。陈教授临证提出经断前后“补肾填精，养血化瘀”、妊娠恶阻“养阴增液”等治疗大法，并提出湿邪为妇科疾病重要的病因之一，因湿致瘀，湿瘀同病时，应行气除湿，活血化瘀，湿瘀同治。

陈教授认为子宫内膜异位性疾病的病理基础为瘀血停蓄，病机以肾虚为本、瘀血为标，而肝郁则是瘀血形成的重要中间环节；故治疗当“以通为用”，在活血化瘀的基础上，加以补肾助阳及理气止痛。

子宫内膜异位症/子宫腺肌病痛经

1. **验方**　内异痛经灵。

2. **组成**　香附10g，蒲黄炭10g（包煎），五灵脂10g（包煎），艾叶8g，小茴香5g，三棱10g，莪术10g，九香虫5g，橘核10g，水蛭3g，白芍20g，甘草5g。

3. **主治**　肝郁肾虚血瘀型子宫内膜异位症/子宫腺肌病痛经。

4. **用法及临证加减**

（1）辨证加减：若患者肝郁较重，痛经的特点为“坠、胀”，伴经行不畅，色黯有块，块下痛减，胸胁、乳房胀痛、性情抑郁易怒等症状；舌黯有瘀斑，脉弦或弦涩。可加川楝子、延胡索、柴胡、枳壳、青皮等疏肝理气。

若患者有寒凝血瘀之象，即痛经表现为绞痛或冷痛拒按，得热痛减，经量少，色黯黑，有血块，块下痛减，伴形寒肢冷、痛甚呕恶、不孕等症，唇紫，舌黯有瘀斑，脉沉紧。可加制附子、小茴香、肉桂、艾叶等以温阳散寒；如腰酸膝软、小便清长者，加淫羊藿、仙茅以温补肾阳。

若患者肾虚较重，症见经期或经后小腹坠胀隐痛、腰骶酸引及下肢，痛剧恶心呕吐，面白肢冷，月经后期，量少，经色紫黯有块，日久不孕，头晕目眩，舌黯滞有瘀点，苔薄白，脉沉细而涩。可加续断、菟丝子、覆盆子、补骨脂、杜仲温肾助阳；当归、熟地黄补血滋阴，益精填髓。月经量少者加鹿角胶、泽兰以补肾活血；月经量多加益母草、三七以化瘀止血。

若患者兼湿热之象，症见经前或经期小腹疼痛、拒按，有灼热感，得热痛甚，月经先期或量多，经色红或深红，质稠有块，口苦咽干，烦怒易躁，溲黄便结，婚久不孕，性交疼痛，舌质红或黯红，苔脉弦数，则减去橘核，加川楝子、延胡索疏肝理气止痛；两面针、白花蛇舌草、重楼（七叶一枝花）清热解毒。月经量多者加地榆、茜草凉血止血；口干溲黄者，加玄参、麦冬、竹叶以清热除烦。

（2）根据月经周期加减方药：由于内异症具有周期性痛经的临床特征，陈教授结合月经周期灵活加减。在月经期由于邪气内伏，阳气偏盛，气滞血瘀而发生痛经，治疗选基本方合桃红四物汤，因势利导以荡涤瘀血，复原胞宫；经后期加用四物汤或左归饮等补肾填精养血以调理气血；黄体期加用巴戟天、续断、鹿角胶等补肾壮阳之品使血得温则行；经前期酌加柴胡、郁金、芍药、合欢花等疏肝养肝之品及养血活血之丹参、鸡血藤，以促气行则血行。

（3）子宫内膜异位症/子宫腺肌病伴癥瘕包块：如患者有子宫腺肌瘤、卵巢子宫内膜异位囊肿，陈教授在活血化瘀的同时配伍软坚散结消癥之品，如海藻—昆布、橘核—荔枝核、鳖甲—生牡蛎等药对，而且喜用水蛭、土鳖虫、鳖甲、九香虫等虫类血肉有情之品搜剔脉络，破血祛瘀，促进病灶周围组织的血液循环，以利病灶吸收消散。

5. 外治法

（1）主要针法："引气归元针法"。主穴为天枢、气海、关元、中极、归来，配合五腧穴神门、内关、曲池、太冲、三阴交、足三里等通调血脉以滋元气之源，调畅全身阴阳气机。

（2）临证加减：根据痛经特点、经行情况、兼证及经络诊察情况，辨病在气在血，寒热属性，肾虚、肝郁而分别论治，在“引气归元针法”的基础上施以疏肝理气、温经散寒、补肾益气、清热消癥等针法。

一是疏肝理气。多见患者痛经的特点“坠、胀”，经行不畅，色黯有块，块下痛减。胸胁、乳房胀痛，性情抑郁易怒。舌黯有瘀斑，脉弦或弦涩。经脉诊察多在厥阴经、少阳经、任脉、冲脉有异常反应点。选穴在“引气归元针法”的基础上加期门、膻中疏肝理气；四关穴调畅全身气机；内关配太冲宽胸理气；董氏三重穴缓解经前乳房胀痛。

二是温经散寒。临床表现为经期或经后腹部绞痛或冷痛拒按，得热痛减，经量少，经行不畅，色黯黑，多血块，块下痛减，形寒肢冷，痛甚呕恶，不孕，唇紫舌黯有瘀斑，脉沉紧。经脉诊察多在厥阴经、少阴经、任脉、督脉、膀胱经有异常反应点。选穴在“引气归元针法”的基础上加隔附子灸神阙穴回阳救逆；温针灸关元、中极、子宫温阳暖宫；隔姜灸至阳、大椎温阳散寒。

三是补肾益气。临床表现平素小腹坠胀隐痛

或腰骶酸痛，经期或经后加重，月经后期、量少，经色黯、有血块，婚久不孕，性欲低，易头晕目眩、耳鸣，舌黯滞有瘀点，苔薄白，脉沉细。经脉诊察多在太阴经、少阴经、膀胱经有异常反应点。选穴在“引气归元针法”的基础上加温针灸膀胱经的肾俞、关元俞温肾助阳；少阴经太溪、太阴经三阴交滋阴补血。

四是清热消癥。临床表现为经前或经期小腹疼痛、拒按，有灼热感，得热加重，月经提前或量多，经色红或黯红，质黏稠有血块，口苦咽干，心烦失眠，溲黄便结，日久不孕，性交疼痛，舌质红或黯红、有点刺，苔黄，脉弦数。经脉诊察多在太阴经、少阴经、少阳经有异常反应点。选穴在“引气归元针法”的基础上去关元，加公孙调理冲任；加任脉中极，少阴经横骨、大赫，清热利尿、引火归元，加太阴经尺泽、阴陵泉清热利湿；加少阳经支沟、侠溪清泻胆火。

（3）周期治疗：①月经期由于邪气内伏，治疗在基础针灸处方基础上配四关穴因势利导，以荡涤瘀血，复原胞宫，痛经剧烈者灸脾经郄穴地机以缓急止痛；②经后期加用补肾三穴（太溪、照海、复溜）、列缺配照海补肾填精血以调养气血；③排卵期加子宫中极、四关穴促进卵子排出；④黄体期温针灸足三里、肾俞等补肾健脾的穴位，使血得温则行；⑤经前期肝气郁结者选用期门、膻中疏肝理气，心火偏旺者加通里，酌情加养血活血之血海、三阴交以促气行则血行。

（4）善用放血疗法：由于瘀血久聚乃成癥瘕，若为子宫腺肌瘤、卵巢子宫内膜异位囊肿者，陈教授常在经络所过区域寻找瘀络放血，使有形之邪尽出，则立起沉疴痼疾。例如经前期腰骶部气血充沛，寻找瘀络点刺放血，疏通督脉及膀胱经之中瘀滞之气血。平素在患者下腹部、下肢足三阴经（足厥阴肝经、足少阴肾经为主）和小腿后侧足太阳膀胱经循行区域，可发现形状蜿蜒，如小虫、如线条，颜色为紫色或红色瘀络，在排卵期前后或农历十五前后刺络放血。刺血能刺激血管内皮细胞分泌功能的调节，促进病灶周围组织的血液循环，以利病灶吸收消散。

【学术思想及理论基础】

陈教授认为子宫内膜异位性疾病属中医血瘀

证，其病理为“滞、瘀、包块”。冲、任二脉损伤，胞宫溢泻失常，经血不循常道，离经而行，阻滞胞脉、胞络，停蓄成瘀，瘀积下焦，气血不畅，“不通而痛”，发为痛经；瘀血内阻，两精不能相合则婚久不孕；旧瘀不去，新血不得归经，则月经量多，经期延长；瘀积日久，聚则成癥，可见结节包块。故瘀血内蓄，是本病最重要的病理基础。而且瘀血的形成与机体脏腑功能失调有关。肝藏血主疏泄，若肝气郁结则气血失和、血脉不畅，易形成血瘀之证。肾为先天之本，元气之根。若肾阳虚弱，温煦无力，血行不畅，阳虚生内寒，寒与血凝，则可形成瘀血。若肾阴、精血不足，以致冲任、胞脉失于濡养，血行凝滞，且阴虚生内热，热与血结，亦可形成瘀血。因此，陈教授认为瘀血停蓄是本病发病的病理基础，病机以肾虚为本、瘀血为标，而肝郁则是瘀血形成的重要中间环节，故治疗当“以通为用”，在活血化瘀的基础上，加以补肾助阳及理气止痛。

【验案举隅】

黎某，女，37岁，于2018年4月30日首次就诊。

病史：患者自诉在无明显诱因下出现未避孕未孕9年。平素非经期小腹隐隐坠胀，睡眠欠佳，口干口苦，食欲不佳，舌质黯红有瘀斑，苔少，脉沉涩。月经周期30～35日，经期7～10日方干净，月经量多，稍有疼痛，热敷后消失，有血块，经前腰骶部坠痛，伴有肛门下坠，末次月经2018年4月27日，孕0产0。

妇科检查：子宫前位，增大如孕6周大小，质地稍硬，活动度差。

B超：子宫大小约64mm×47mm×57mm，实质回声强弱不等，光点分布不均匀。后壁见一大小约38mm×29mm的低回声结节，似有包膜，内部回声欠均匀，靠近右侧宫角肌层内见大小约4mm×2mm的暗区。

三维立体成像：宫腔呈倒三角形，中段稍内收，左、右侧附件区分别见19mm×9mm、22mm×12mm的稍强回声区，形态欠规则，内光点粗，分布欠均匀。子宫后壁低回声结节内及周边可见点状血流信号。

超声：①子宫测值稍大，肌层回声不均匀；

②子宫腺肌病？子宫肌层暗区：异位病灶；③子宫肌壁间肌瘤；④双侧附件区稍强回声区：考虑增粗的输卵管。

西医诊断：①不孕症；②腺肌病。

中医诊断：不孕症（肾虚血瘀）。

治则：补肾活血，散结消癥。

中药处方：内异痛经灵。

针灸处方：天枢、气海、关元、中极、归来、神门、内关、太溪、照海、太冲、三阴交、合谷。

二诊：2018年6月3日。月经周期第8天。经未净，量多，色红，痛经明显减轻，腰酸胀，舌黯红，苔少，脉沉涩。辅助检查：雌二醇（E2）45 pg/mL，黄体生成素（LH）18.7 IU/L，血清卵泡刺激素（FSH）5.9 IU/L，孕激素（P）0.21 ng/mL，血清催乳素（PRL）12.15 ng/mL，睾酮（T）23.41 ng/mL。继续按原方案治疗，针灸处方去三阴交，加灸隐白穴。

三诊：2018年6月27日。月经周期第3天，末次月经2018年6月25日，月经周期28日，经未净，量较前少，色较黯红，有血块，无痛经，经前有乳胀，经期无腰酸腰痛。纳寐可，二便调，舌黯，苔少，脉弦。性激素6项：FSH 4.56 IU/L，LH

2.05 IU/L，E2 40 pg/mL，P 0.13 ng/mL。继续按原方案治疗，在针灸处方的基础上按周期治疗，经后期加用补肾三穴（太溪、照海、复溜）补肾填精血以调养气血；排卵期加子宫、四关穴促进卵子排出；黄体期温针灸足三里、肾俞等补肾健脾的穴位，使血得温则行；经前期肝气郁结者选用期门、膻中疏肝理气，月经前在腰骶部寻找瘀络点刺放血，疏通督脉及膀胱经中瘀滞之气血，经治疗6个月后，诸症消失，于2018年12月19日行胚胎移植术，查尿人绒毛膜促性腺激素（hCG）阳性，予以中药安胎治疗，于2019年9月20日顺产一男孩。

参考文献

[1] 李卫红,余丽梅,陈爱妮,等.陈慧侬补肾活血法治疗子宫内膜异位症的经验浅析[J].辽宁中医杂志,2015,42(11):2083-2084.

[2] 王迪.国家级名医秘验方[M].长春:吉林科学技术出版社,2021:304.

[3] 劳祥婷,杨进,逯克娜,等.陈慧侬教授基于补肾活血法探讨子宫内膜异位症的中医外治策略[J].四川中医,2021,39(3):1-3.

五、从慧芳

从慧芳教授简介

全国首届杰出女中医师，黑龙江省首届名中医，龙江名医。从教授创新性采用“围刺法”治疗外阴白斑，从伏寒理论探讨子宫内膜异位症，从枢机理论论治绝经前后诸证，从正虚邪恋角度探讨盆腔炎性疾病等特色诊疗理论。

从教授认为寒凝血瘀型子宫内膜异位症病因为“伏寒潜藏”，病位在肾与胞络，病机为“伏寒伤肾、致瘀损络”。

子宫内膜异位症

1. **验方** 少腹逐瘀汤加减。

2. **组成** 炒小茴香、干姜、延胡索、当归、川芎、没药、肉桂、赤芍、蒲黄（包煎）、炒五灵脂（包煎）；多加入水蛭、虻虫。

3. **主治** 寒凝血瘀型子宫内膜异位症。

4. **用法及临证加减** 内服中药的同时，辅以外治法。采用自拟灌肠方，以当归、川芎、赤芍、蒲黄（包煎）、五灵脂（包煎）、牛膝、三棱、莪术、皂角刺、小茴香、干姜、肉桂各20g，浓煎成100mL，保留灌肠，每晚1次，连续3个月，月经期除外。

【学术思想及理论基础】

丛教授提出子宫内膜异位症的病因为“伏寒潜藏”，并概括“伏寒伤肾、致瘀损络”的致病病机。伏寒主要潜藏的部位在肾，感寒三阶梯中的先天之寒、胎传之寒传给子代，其与生俱来的寒邪潜藏于人体的肾脏。先天阳气不足，肾又为先天之本，主藏精气，故寒邪潜伏于少阴，寒气伤阳，肾阳必弱。伏寒和少阴肾，二者属性均为阴性，即同气相召原理，伏寒当潜藏在肾。若自感之寒，如后天长期贪凉饮冷，调摄失宜，寒邪内侵，首先犯肾而致肾阳不足。肾阳不足，血失温煦，又有寒主收敛凝滞，均可导致寒凝血瘀的形成。络脉病的主要病理特点是“易滞易瘀，易入难出，易积成形”，这与子宫内膜异位症的临床变化表现和病理特点非常吻合。因此，从教授认为子宫内膜异位症的病因为“伏寒潜藏”，病位在肾与胞络，病机为“伏寒伤肾、致瘀损络”。

参考文献

[1] 林丽娜,耿学睿,王宇非,等.丛慧芳教授治疗寒凝血瘀型子宫内膜异位症经验撷粹[J].浙江中医药大学学报,2022,46(3):290-294.

六、戴德英

戴德英教授简介

上海市名老中医。戴教授擅长使用补肾调肝法和活血化瘀法治疗妇科疾病；临证时，审瘀血之因，明辨病机，重视肾在发病中的地位，提出“调经必究于肾”的治疗观点。

戴教授将子宫内膜异位症的发病机理归纳为“瘀”和“热”，参照仲景治疗肠痈之附子薏苡败酱散，去其中之附子，并加用清热活血之红藤、桃仁等，创立了化瘀消癥、活血清热的复方“红藤方”，临证强调分期论治，辨证与辨病结合用药。

子宫内膜异位症/子宫腺肌病

1. **验方** 红藤方。

2. **组成** 红藤15g，败酱草30g，赤芍10g，桃仁10g，丹参10g，牡丹皮10g，莪术10g，夏枯草9g，牡蛎30g（先煎），香附10g，炙甘草3g。

3. **主治** 瘀热互结型子宫内膜异位症／子宫腺肌病。临床以“痛”为突出表现，如痛经、腰痛放射至大腿及性交痛等，并伴腰酸、肛门坠胀、月经失调；或有经期发热（或基础体温偏高）、口干便结、舌质红等热的表象。

4. **用法及临证加减**

（1）分期论治：月经期，经血下行，治疗宜顺应胞宫行司泻之功能，常加用红花、牛膝等活血、引药下行之品。经后期，经血刚净，血海空虚，属肾精不足时期，也为气血不足时期，可酌加党参、白术、当归等补气养血之药，忌大补肾阴之药，治疗方法仍以清热化瘀为主。经间期即排卵期，冲任精血渐充，阳动为用，而内异症患者本为瘀热内结，易扰动血海，故宗红藤方清热化瘀之旨，酌加黄芪等补气为动，促进卵泡排出，协助阴阳转化。经前期即黄体期，冲任精血蓄注胞宫，满而将溢，可提前运用红花等活血行气之药顺利转化至行经期，以助行经期之泻。

（2）卵巢子宫内膜异位囊肿：对于卵巢子宫内膜异位囊肿，戴教授提倡中西医结合治疗，先运用手术祛除囊肿，再以中医药预防术后复发。戴教授认为囊肿的病机为瘀血阻滞经脉，日久成癥，治疗可在红藤方基础上加三棱、莪术等行气破血消癥，白花蛇舌草、天花粉、半枝莲等清热软坚散结，炙鳖甲等软坚散结消癥。

（3）子宫内膜异位症不孕：对于子宫内膜异位症引起的不孕，戴教授认为多因瘀血留滞胞宫日久，冲任气血不畅，进而影响肾气的充盈和天癸的发育，因而不能摄精成孕。故治疗以活血化瘀、补肾调冲为基本治法，在红藤方基础上加用淫羊藿、巴戟天、柴胡、郁金等补肾填精调肝。另外，服药时头煎、二煎药汁口服，剩余药渣可趁热敷于下腹部，内外合治，取效更佳。此外，戴教授秉承“外治之理即内治之理，外治之药亦即内治之药，所异者法耳”，治疗时常用红藤方保留灌肠以增强疗效。

（4）子宫内膜异位症痛经：对于子宫内膜异位症痛经伴腹胀者，常在红藤方之基础上加用木香、川楝子；白带偏黄者，加土茯苓、茵陈等。

（5）子宫内膜异位症伴经期发热：对于子宫内膜异位症伴经期发热者，于红藤方之基础上加荆芥、金银花以引邪达表。

（6）子宫内膜异位症伴月经周期异常：对于子宫内膜异位症兼有月经失调的患者，若阴长过快，湿浊气火明显，临床表现为月经先期、量多者，加苍术、薏苡仁、栀子、黄柏以清心肝、利湿浊；如阴不足或阴长过缓，当阴阳均处于低水平时，基础体温可见上升缓慢或上升幅度偏低，临床常见月经后期、量少及闭经者，加用肉苁蓉、淫羊藿、川芎、红花、桂枝以温阳活血。

【学术思想及理论基础】

戴教授认为子宫内膜异位症患者往往病程较长，瘀血停蓄日久，因而易于阻滞气机而化热，导致“瘀热互结”之证。患者临床除有痛经、盆腔结节或包块、瘀斑舌等血瘀表现外，还常出现经期发热、口干便秘、舌红等热象，故提出本病系血瘀积聚、日久化热、瘀热迫血妄行，与湿热共结于下焦盆腔所致，将子宫内膜异位症的发病机理归纳为“瘀”和“热”。针对上述病机，戴教授参照仲景治疗肠痈之附子薏苡败酱散，去其中之附子，并加用清热活血之红藤、桃仁等，创立了化瘀消癥、活血清热的复方“红藤方”。

【验案举隅】

訾某，女，36岁，2016年3月10日初诊。

2014年5月，患者无明显诱因下出现咳血，色鲜红，每日5～6口，总量30～40mL。后反复发作，与月经规律一致，月经来潮即咳血，经净咳止，无咳嗽、咳痰、胸闷胸痛、乏力、盗汗、消瘦等症状。于外院就诊，西医诊断其为子宫内膜肺异位，建议生育二胎。于2015年6月育一女，孕期及产后8个月均未出现经期咳血，1个月前无明显诱因下再次出现经期咳血。

刻下适逢经期，每日咳血4～5口，色鲜红，伴胸部满闷感，偶有隐痛，无乏力盗汗，胃纳可，夜寐安，二便调，舌黯，苔黄腻，脉弦滑。辨证为瘀热内结、肺气不宣，戴教授予红藤方加减。

大血藤30g，败酱草30g，生牡蛎30g（先煎），桃仁10g，生蒲黄12g（包煎），薏苡仁10g，牡丹皮9g，丹参10g，延胡索20g，六神曲10g，制香附15g，苦杏仁9g，炙甘草3g。共7剂，每日1剂，水煎服。

2016年3月18日二诊。月经已净，咳血已止。诉服用上方后咳血良多、色黯，阴道亦排出血块，胸部满闷感明显缓解。平素因家有二孩，颇为劳累，情绪时有暴躁，时感腰酸，舌淡黯，苔黄腻，脉细弦。现月经已净，更改处方如下。

大血藤15g，败酱草30g，柴胡9g，延胡索9g，川楝子9g，六神曲10g，桃仁10g，炒白芍9g，八月札9g，炒白术12g，云茯苓9g，川杜仲9g，全当归9g，北沙参12g，麦冬12g。共14剂，每日1剂，水煎服。

2016年4月2日三诊。目前患者非经期，无咳血，服上方后未见不适，效不更方。

后经期予首诊处方，非经期予二诊处方，服药一年余。

2017年4月12日再次就诊。末次月经2017

年3月13日，经量较前减少，色红，小腹坠胀感，仅于经期第1天咳血两次，第1次咳出血块如黄豆大小，第2次血块如米粒大小，后经期偶有胸闷，未咳血。近日搬家，较为劳累，现自觉乳胀，痰多，下腹稍坠，有月经来潮征象，舌淡黯，苔薄黄，脉细弦。仍予红藤方加减如下。

大血藤30g，败酱草30g，生牡蛎30g（先煎），桃仁10g，生蒲黄12g（包煎），薏苡仁10g，牡丹皮9g，丹参10g，延胡索20g，六神曲10g，制香附15g，苦杏仁9g，制半夏9g，广陈皮9g，川杜仲12g，炙黄芪12g，炒白术12g。共14剂，每日1剂，水煎服。

该患者于戴教授处间断性服用中药治疗，常连续数月不咳血，偶见咳血如米粒大小。

按：本病由瘀热内结于胞宫，瘀极化火，火性炎上。《素问·至真要大论》所谓："诸逆冲上，皆属于火……"《灵枢·营气》又云："上额，循颠，下项中，循脊，入骶，是督脉也；络阴器，上过毛中，入脐中，上循腹里，入缺盆，下注肺中……"肺与任督相通，并藉督、任二脉与胞宫相系，瘀热循经上扰，灼伤肺络，发为吐衄。

初诊时适逢经期，胞宫宜泻不宜藏，俾邪有出路，方能引血归经，故活血化瘀、清热宣肺为一定不易之法，以红藤方活血化瘀清热，添杏仁以理气宣肺，起提壶揭盖之能。

二诊时已经净，脉细弦，细为营血暗耗，经血外排，血海空虚，胞宫宜藏不宜泻；又女子按月行经，蕴阴阳转化之机，瘀热邪毒内结，阻气机升降之能，碍经后阴长阳消之衡，予阴中活血、清润肺气。方中仍以红藤、败酱草为君，取其活血祛瘀之能；八月札、当归助其活血之功，又有养血之用；经期咳血较多，肺叶虚耗，予北沙参、麦冬养肺阴；因家有二孩，情绪烦躁，予柴胡、白芍、川楝子柔肝疏肝；另佐以健脾补肾之品以补经后气血之不足。

后患者服药一载，经血逆行之疾渐消。复诊时仍以红藤方加减治疗，因其痰多、劳累等加陈皮、半夏等燥湿化痰，黄芪、白术等健脾益气。《万病回春》谓："错经妄行于口鼻者，是火载血上，气之乱也。"宿瘀留恋冲任，新血不得归经，血随火上，循经上扰肺络，发为咳血。此乃冲任胞宫之疾，非独肺金。行经期治其标，血海满溢，因势利导；非经期治其本，调整脏腑，养阴润肺，燮理阴阳。该患者为子宫内膜肺异位，虽其症表现在肺，然其根结于胞宫，瘀热结于下焦，循经上扰肺络，故按月咳血。胞宫为奇恒之腑，有藏有泻，藏气血、泻瘀浊，戴教授将辨证与调周治疗相结合，经期注重化瘀祛浊，非经期清润养肺。

参考文献

［1］陆齐天，曾薇薇，周一辰，等.戴德英教授治疗不同类型子宫内膜异位症经验［J］.浙江中医药大学学报，2020，44(7):623-627.

［2］曹阳，赵莉，陈华，等.戴德英运用红藤方治疗子宫内膜异位症经验［J］.上海中医药杂志，2013，47(4):4-6.

［3］王小云，黄健玲.妇科专病中医临床诊治［M］.北京：人民卫生出版社，2000:370.

七、韩冰

韩冰教授简介

全国名老中医，全国老中医药专家学术经验继承工作指导老师。韩教授以奇经八脉为切入点，提出“奇经八脉—冲任学说—妇科理论”的诊疗思路，总结出八脉自病，脏腑病变累及奇经，八脉病变累及脏腑的病机特点，结合奇经八脉辨证原则，将奇经八脉理论运用于妇科临床。

韩教授认为，气、血、痰互结是子宫内膜异位症发病的关键，“瘀久夹痰，渐成癥瘕”是子宫内膜异位症的基本病机过程。基于《内经》“坚者削之”“结者散之”“血实者决之”理论，韩教授确立了“活血化瘀、软坚散结”的基本治疗大法。

子宫内膜异位症

1. **验方** 妇痛宁。

2. **组成** 丹参、三棱、莪术、鳖甲、海藻、薏苡仁、皂角刺等。

3. **主治** 气滞、痰瘀互结子宫内膜异位症。

4. **用法及临证加减**

（1）辨证加减：韩教授从子宫内膜异位症“气、血、痰互结”的基本病机着手，认为子宫内膜异位症患者在非经之时，正气尚实，当重治其本，故临证以“活血化瘀、软坚散结”为基本治疗大法。同时注重整体观念，辨证施治，以气滞血瘀、寒凝血瘀、痰湿血瘀、热郁血瘀、肾虚血瘀等五型多见，方药常在妇痛宁基础上辨证加减。

气滞血瘀证临床常见经前或经期小腹胀痛，甚或前后阴坠胀欲便，经血或多或少，经色黯、有血块，胸闷乳胀，舌紫黯或有瘀斑，脉弦或涩，辨证酌加川楝子、延胡索、当归、川芎，增强理气活血、化瘀止痛之力。

寒凝血瘀证临床常见经前或经期小腹冷痛，

坠胀，痛而拒按，得热痛减，经行延期，量少色黯、淋漓难净，不孕，形寒肢冷，带下量多、色白，舌质胖而紫黯，苔白，脉弦或沉紧，辨证酌加肉桂、干姜、沉香，温经化瘀，活血止痛。

痰湿血瘀证临床常见经期小腹绵绵作痛，或腰骶胀，不能久立，性交尤甚，月经先后不定期，经色紫黯而质稀，带下量多，可伴有神疲乏力、泛恶多痰、经行泄泻、舌质紫淡、苔厚腻、脉沉涩，辨证可酌加土茯苓、浙贝母、水红花子，软坚散结，化痰渗湿。

热郁血瘀证临床常见经行发热，小腹坠胀，灼热疼痛，痛而拒按，或月经先期，或量多，或淋漓不净，带下色黄，溲黄便结，盆腔结节包块触痛明显，舌红苔黄腻，脉弦细而数，临证可酌加蒲公英、败酱草、牛膝，清热化瘀止痛。

肾虚血瘀证临床常见经行腹痛，腰脊酸软，月经先后不定期，经量或多或少，甚或淋漓难净，头晕耳鸣，性欲减退，舌质黯淡，苔白，脉沉细等，辨证可酌加菟丝子、淫羊藿、巴戟天、鹿角霜，补肾益气，活血化瘀。行经之时，腹痛难忍，急治其标，此时应注重“理气温通止痛”，以温经散寒之沉香、干姜、肉桂和疏肝理气之木香、枳壳入药，缓急止痛。

韩教授认为子宫内膜异位症日久必易耗伤人体正气，且消癥之品攻伐峻利，亦伤气血，故在“活血化瘀、软坚散结”的原则下还应该顾护正气，做到攻伐、消癥而不损气血。临床辨证施治时，常酌加党参、黄芪、白术、山药、杜仲、桑寄生等补养脾肾之品以扶正。

（2）子宫内膜异位症不孕：韩教授认为子宫内膜异位症可因血瘀引致肾虚冲任瘀阻，继而发生不孕。故对于子宫内膜异位症不孕患者，治疗时在活血化瘀的基础上，当攻补兼施，辅以补肾温阳药物。子宫内膜异位症不孕患者因病程久，病情复杂难治，容易情志不舒，临床常兼肝郁，故亦常在处方内加入疏肝理气药。

（3）子宫内膜异位症痛经

①验方：柴胡、乌药、沉香、川楝子、延胡索、白芍、甘草。

②用法及临证加减：韩教授治疗子宫内膜异位症痛经本着急则治其标、缓则治其本的原则，经期以止痛最为紧要，上方为针对子宫内膜异位

症经行腹痛的主方。经期若见脉沉迟，加入干姜6g、桂枝10g、肉桂6g（后下）以温经止痛。若见胸部胀痛明显，加橘核20g、荔枝核20g、香附10g以理气止痛。月经量多者，加入蒲黄炭20g（包煎）、花蕊石15g（先煎）、大黄炭10g以化瘀止血。若伴经期延长，则加入黄芪30g、山药10g、麦芽炭30g、茜草20g、海螵蛸（乌贼骨）10g、女贞子15g、旱莲草30g以滋阴健脾，固冲止血。对于非经期子宫内膜异位症患者的治疗，主张治本为主，以化瘀软坚、消痰散结为治疗大法，处以妇痛宁方辨证加减。

【学术思想及理论基础】

韩教授认为，气、血、痰三因素是子宫内膜异位症发病的关键，气、血、痰互结，终至“瘀久夹痰，渐成癥瘕”，成为子宫内膜异位症的基本病机过程。

首先，“血瘀”状态是导致子宫内膜异位症发病的直接原因。女性经、孕、产、乳的生理过程耗伤气血，易致气血虚弱，现代不少生活方式易致外邪乘袭，增加了瘀血形成的机会。瘀血是本病的病理产物，贯穿子宫内膜异位症疾病形成的始终。

其次，《素问·调经论》曰：“血气不和，百病乃变化而生。”瘀血停蓄体内，使气机升降出入失常，发为月经不调。气滞可致瘀阻不通，发为痛经。“气运乎血，血随气以周流，气凝则血凝”，故气郁又可加剧血瘀形成，日久不但可加剧痛经，积聚成癥，还可阻滞冲任，使两精不能相搏，发为不孕。

最后，气化失常可致津液失于输布，“饮水积聚不消可成痰”。瘀血内蓄，久可炼液成痰。“痰之为病，既多且杂，变幻百端。”痰之性黏腻重浊，易阻滞气机，影响气血运行之余，还缠绵难愈。湿瘀相合，稽留冲任，蕴结胞宫，病久入经入络，在一定的条件下还可从寒化、热化。痰瘀互结，日久还可积聚成癥，发为子宫内膜异位症变化多端的临床症状。基于《内经》“坚者削之”“结者散之”“血实者决之”的理论，辨证治疗以活血化瘀、软坚散结为大法。

参考文献

[1] 张继雯，宋殿荣．韩冰教授从气血痰立论治疗

子宫内膜异位症[J].吉林中医药,2014,34(7):679-681.

[2]丁晓兰,赵志梅.韩冰教授治疗子宫内膜异位症相关痛经经验总结[J].内蒙古中医药,2013,32(29):122-123.

[3]韩彩云,夏天,魏慧俊.韩冰教授治疗子宫内膜异位症性不孕症经验[J].吉林中医药,2013,33(4):341-342.

八、何成瑶

何成瑶教授简介

国医大师，全国名中医。何成瑶教授首创“养精育胞”理论统领妇科证治，认为胞宫精血足，经不失其信，月事适时至矣，则孕胎易成；胞宫气血和，胞络得其养，胞脉得其充矣，则无诸病痛。在此理论指导下立“宁心坚肾、温枢三焦”之法，自拟调经、消炎、通阻诸方灵活用于经带胎产杂诸病。

贵州地处云贵高原，湿气较重，湿性黏滞，易阻碍气机，困阻脾土，致脾肾亏虚，气血生化乏源，所以何教授认为子宫内膜异位性疾病血瘀的形成离不开脾肾亏虚，脾肾两虚是发病之本，瘀血是发病之因。

（一）子宫内膜异位症

1. **验方** 妇科消炎1号方。

2. **组成** 连翘、红藤、金银花、败酱草、黄芪、党参各15g，茯苓、三棱、莪术、牡丹皮、延胡索、川楝子、栀子、当归、川芎、白术各10g，泽泻、赤芍、白芍各12g，桂枝、甘草各6g。

3. **主治** 脾肾两虚兼血瘀型子宫内膜异位症。

4. **用法及临证加减** 口服上述方剂的同时，配合中药灌肠。灌肠方为何教授根据临证经验自拟的通阻方，其组成是蛇床子、蒲公英、苦参、紫花地丁、土茯苓、艾叶各30g，三棱、莪术、白芷、牡丹皮、赤芍、延胡索、苍术、川楝子各20g，加水1000mL浓煎成100mL，保留灌肠，保留时间为20分钟以上。

若伴子宫内膜异位症合并不孕，则可用自拟调经助孕膏，其组成为枸杞子、菟丝子、炒当归、山药、苍术、黄芪各150g，五味子、覆盆子、车前子（包煎）、川芎、牡丹皮、炒白芍、赤芍、法半夏、怀牛膝、桃仁、山萸肉、熟地黄、生地黄、淫羊藿（仙灵脾）、鹿角霜、炒谷芽、鸡内金、陈皮、玄参、红花、丹参、杜仲、天冬、绿梅花、炒白术、炒麦芽、木香、神曲各100g，茯苓、紫石英、党参各200g，柴胡、香附各90g，炙甘草60g。早晚各服15g，温开水吞服，方便患者携带口服，以补益肝、脾、肾为主。

【学术思想及理论基础】

何成瑶教授认为本病病机与瘀血密切相关，加之贵州地处云贵高原，湿气较重，湿性黏滞，易阻碍气机，困阻脾土，而脾肾亏虚，气血生化乏源，所以何教授认为子宫内膜异位症血瘀的形成离不开脾肾亏虚。治疗需健脾补肾、活血化瘀。

（二）子宫腺肌病不孕/痛经

1. **验方**　调经2号方。

2. **组成**　菟丝子15g，覆盆子12g，车前子12g（包煎），五味子10g，枸杞子12g，当归10g，川芎10g，牡丹皮10g，赤芍12g，茯苓10g，牛膝10g，法半夏10g，桃仁10g，山药12g，大枣10g，生地黄10g，香附10g，白芍12g，熟地黄10g，甘草6g。

3. **主治** 肾虚血瘀型子宫腺肌病。

【学术思想及理论基础】

何教授认为子宫腺肌病内因多为患者自身正气不足，情志所伤，外因受手术器械伤及胞宫，内外因相合，为此病的发生奠定了不良基础。正气不足是由于机体先天及后天缺乏，难以充养于肾，导致肾虚，肾虚为病，不论阴虚还是阳虚，均会出现因虚致瘀的病理变化。肾虚日久必致血瘀，血瘀又可加重肾虚，两者互为因果。因此，何教授认为肾虚是发病之本，瘀血是发病之因。

【验案举隅】

患者，女，30岁，2019年3月28日初诊。

孕2产0，男方精液正常。末次月经2019年3月1日。

主诉：经行腹痛2年，未避孕1年不孕。

既往有两次人工流产史。近2年经期7～8日，周期30～40日，量少色黯，有血块，经期腹痛，喜按，疼痛以行经第1～3日为主，热敷后疼痛缓解，偶有腰酸。

刻下症：月经将潮，乳房微胀，手足冰凉，二便调，舌黯，苔白腻，脉弦涩。

妇科B超：子宫腺肌病病灶（大小约2cm×2cm）。

妇科检查：外阴（—），阴道（—），宫颈光滑，无摇举痛，子宫前位，子宫均匀性增大，球形，质硬，压痛，活动，双附件（—）。

西医诊断：子宫腺肌病；继发性不孕。

中医诊断：痛经。

辨证：肾虚血瘀证。

治则：补肾活血，化瘀止痛。

处方：自拟妇科调经2号方，加干益母草15g，生蒲黄10g，五灵脂10g，鸡血藤15g，红藤15g，三棱12g，莪术12g，桂枝10g。8剂，颗粒剂，每日1剂，分3次温服，每次用100mL水冲服。配合桂枝茯苓胶囊（江苏康缘药业股份有限公司，国药准字Z10950005，每粒0.31g）口服，每次3粒，每日3次，以活血化瘀消癥，经期停服。

2019年5月3日二诊：月经来潮第1日，量少，色黯红，血块较前减少，腹痛较前缓解，仍腰酸，情志不舒，手足冰凉，睡眠欠佳。舌黯，苔白，脉弦。

处方：自拟妇科调经2号方，加干益母草15g，生蒲黄10g，五灵脂10g，鸡血藤15g，红藤15g，桂枝10g，巴戟天10g，鹿角霜12g，柴胡10g，酸枣仁10g，柏子仁10g。4剂，颗粒剂，服法同前。继予桂枝茯苓胶囊口服治疗。嘱患者用热水袋热敷腹部20分钟，注意调节情志。

2019年5月18日三诊：月经干净第10日，现有腰酸、手足冰凉症状，余无特殊不适。舌黯，苔白，脉弦。

处方：自拟妇科调经2号方，加丹参15g，补骨脂15g，淫羊藿10g。8剂，颗粒剂，服法同前。配以暖宫孕子胶囊（威特药业有限公司，国药准字Z20090224，每粒0.32g）口服，每次4粒，每日3次，以滋阴养血、温经散寒、行气止痛。

2019年6月14日四诊：末次月经2019年6月1日，无腹痛，经量中等，色红，无血块，偶有腰酸，舌黯，苔白，脉滑。复查妇科彩超：未见子宫腺肌病病灶。

处方：自拟妇科调经2号方，加生蒲黄10g，五灵脂10g。6剂，颗粒剂，服法同前。

2019年7月12日五诊：患者诉停经40余天，自测尿人绒毛膜促性腺激素（hCG）（＋）。血β-HCG 7368 mIU/mL，孕酮：32.82 nmol/L。妇科B超：宫内早孕，见胎心及心管搏动。嘱患者予口服复合维生素片（Bayer S.A，国药准字J20140155），每日1次，每次1片。嘱患者起居有常，心情愉悦，避免同房。

按：该患者不孕的原因是子宫腺肌病导致子宫内膜容受性下降，使胚胎着床与子宫种植窗期不一致。辨证重点在辨脏腑、冲任、胞宫之病位，辨气血、寒热之虚实变化，辨痰湿、湿热、瘀血等病理产物之不同，治疗时重在调经，着重调整经量、色、质及经期伴随症状，恢复正常月经周期，改善子宫内膜容受性，提高妊娠率。一诊时辨证患者为肾虚血瘀证，在自拟妇科调经2号方基础上，加温经活血、散瘀消癥药以消除癥瘕。二诊时患者肾阳虚、肝气郁结明显，加重疏肝理气、温肾、养血安神药物的应用。三诊时患者为经后期，加补肾养血药恢复气血。四诊时患者症状明显改善，为排卵期，加用活血药促进卵泡排出。五诊时患者已妊娠，故停止治疗。

参考文献

[1] 张霞.全国名老中医何成瑶教授治疗子宫内膜异位症临床经验总结[J].中西医结合心血管病电子杂志,2017,5(28):165-166.

[2] 孟娇,曹梓平,曹俊岩.国医大师何成瑶养精育胞论治子宫腺肌病痛经经验[J].四川中医,2022,40(8):6-8.

[3] 严丽燕,曹俊岩,马改娟,等.何成瑶运用自拟妇科调经2号方治疗子宫腺肌病合并不孕症经验[J].中国民间疗法,2021,29(10):51-53.

九、何嘉琳

何嘉琳教授简介

何氏女科第四代嫡系传人，全国名中医。何教授力主“整体气化，三因治宜；阴血为本，阳气为重；重视奇经，冲任损伤；肝肾为要，共为先天；重视后天，顾护脾胃”的理论思想；完善充实了门派中的“调奇经八法”“安胎七法”“育麟五法”等多种特色治疗大法。

何教授认为子宫内膜异位性疾病形成的病因是肾虚气弱，经产的余血停滞，伤及冲任，气血失畅，以致蕴结而成血瘀；病机以正虚血瘀为主，脾肾不足为本，瘀血阻滞为标；治疗常分三期论治，攻补兼施，以扶正化瘀法贯穿治疗始终。

（一）子宫内膜异位症/子宫腺肌病

1. **验方** 大黄牡丹汤加减方；何氏血竭化癥汤；何氏温胞汤加减方；育麟珠加减方；黄芪建中汤加减方。

2. **组成**

（1）大黄牡丹汤加减方：生大黄6g，牡丹皮10g，桃仁6g，红藤30g，赤芍10g，蒲黄15g（包煎），五灵脂15g（包煎）。

（2）何氏血竭化癥汤：血竭3～6g（吞服），干漆5g，桃仁6g，三七粉3g（吞服），五灵脂10g（包煎），制大黄6～9g，片姜黄10g，制没药6g，炙甘草5g。

（3）何氏温胞汤加减方：淡附片6g，肉桂3g，淡吴茱萸5g，当归12g，川芎10g，制香附10g，广木香6g，红花9g，茺蔚子10g，炒延胡索10g，乌药9g，炙甘草5g。

（4）育麟珠加减方：鹿角片10g，淫羊藿12g，菟丝子30g，覆盆子24g，细辛6g，炙蜂房10g，当归12g，川芎9g，枸杞9g，巴戟天9g，石楠叶12g，紫石英24g（先煎），蛇床子12g，紫河车3g。

（5）黄芪建中汤加减方：黄芪、血竭（吞服）、三七粉（吞服）、炮姜、焦山楂炭、白术、补骨脂、赤芍、炒白芍、当归炭、茜根炭、海螵蛸（乌贼骨）等。

3. 主治 血瘀兼脾肾两虚型子宫内膜异位症/子宫腺肌病。

4. 用法及临证加减

（1）偏血瘀型

①气滞血瘀型：平素抑郁或经期情志不畅，致肝气怫郁，气滞血瘀，经血运行不畅，不通则痛。症见经前、经行小腹剧痛，经行不畅，量少，色紫黯有块，血块下则痛减，伴经前乳胀，舌紫黯瘀点，脉沉弦或涩。治宜理气消癥，方用血竭化癥汤。

②寒凝血瘀型：癥瘕积于腹中，行经期腹痛明显，经量偏少，色黯红，或夹有血块，少腹、肛门坠胀，舌质黯淡，苔白腻，脉细。治以活血散结，消癥止痛，方选何氏温胞汤加减。

③瘀热互结型：癥瘕积于腹中，月经先后不定期，量偏多，色黯红，少腹隐痛牵涉腰骶部，平素带下色黄，质地黏腻，舌质红，苔黄腻，脉

弦数。治宜清热化湿，活血通络，常选大黄牡丹汤加减方。

（2）偏肾虚型：平素有癥瘕，婚久不孕，经行腹痛，月经不规律，月经量或多或少，或月经稀发，闭经，面色晦黯，腰酸腿软，性欲淡漠，小便清长，大便不实，舌淡苔白，脉沉细或沉迟。治以补肾助阳，化癥止痛，方选育麟珠加减。

（3）偏脾气虚型：平素脾气虚弱或原有气滞血瘀之实证，病久耗伤人体正气，转为气虚血瘀之证。症见经前经后小腹坠痛，肛门胀痛，便意增加，月经量多，色淡质稀，有血块，倦怠乏力，面色少华，气短懒言，舌淡胖，脉细弱缓。治宜益气化瘀，方选黄芪建中汤加减。

（二）子宫内膜异位症痛经

1. **验方**　何氏血竭化癥汤。

2. **组成**　血竭3～6g（吞服），干漆5g，桃仁6g，三七粉3g（吞服），五灵脂10g（包煎），制大黄6～9g，片姜黄10g，制没药6g，炙甘草5g。

3. **主治**　子宫内膜异位症以痛经为主症的患者。疼痛常于月经来潮前1～2天开始，月经第1

天最剧烈，血块较多，大量血块排出后逐渐减轻，月经干净后消失。

4. **用法及临证加减** 经量多者，行经期去桃仁，加大小蓟、马齿苋，五灵脂改失笑散；月经过少者去三七，加丹参、皂角刺、三棱、莪术；行经腹痛剧烈者，常以寒凝为主。药用肉桂、吴茱萸、乌药、淡附片等温经散寒止痛；伴癥瘕包块者，可加象贝母、昆布、猫爪草、猫人参、半枝莲等软坚散结；带下色黄、少腹疼痛属于肝经湿热者，加龙胆草、薏苡仁、蒲公英、蚤休（重楼）等。

（三）子宫内膜异位症不孕

何教授治疗子宫内膜异位症不孕常按照月经周期的不同而有不同的治疗侧重点，即所谓“调经种子”，促进妊娠是治疗的关键。治疗大法为消补兼施，畅络助孕。具体采用经前、经行、经间期三阶段疗法。

（1）经前1周，此时冲任胞宫气血偏盛，异位内膜呈增殖状态，瘀象易成，治疗以补肾理血的补法为主，可促使瘀血未成之前便已温散，常选用鹿角片、当归、川芎、熟地黄、香附、郁金、柴胡、川续断等。

（2）经行期，异位内膜脱落出血，盆腔组织呈明显瘀血状态，治疗应防痛，以温经化瘀的消法为主。药用当归、川芎、赤芍、片姜黄、三棱、莪术、失笑散、延胡索、茜根炭、海螵蛸（乌贼骨）、制乳没等。

（3）经间期，是一月之中氤氲受孕之时，此时以补肾促进卵泡发育和改善排卵为主，同时加用化瘀解毒的药物，促使癥瘕积聚渐消缓散，并改善盆腔微环境的热毒症状，畅络助孕，常选用菟丝子、淫羊藿、覆盆子、枸杞子、车前子、当归、川芎、鹿角片、红藤、败酱草、三棱、莪术、猫爪草、半枝莲、薏苡仁、茯苓皮等。

（四）子宫内膜异位症囊肿

临床有部分子宫内膜异位症患者可无明显临床症状，仅是体检时偶然发现单纯的卵巢子宫内膜异位囊肿，囊内有点状细小的絮状光点，同时血CA125指标异常升高。如囊肿大于5cm，则应建议手术治疗。何教授认为5cm以下是保守治疗的指征，也是中药发挥治疗作用的窗口期，为防止包块变大，常于散结化瘀中结合辨证施治，并且认为经间期、经前期化瘀消瘀效果最为明显，同时配合使用补肾药物，补肾化瘀的用药应结合月经周期的特点及患者的寒热虚实加以适当调整。活血祛瘀、软坚散结药常选用当归、赤芍、丹参、桃仁、红花、失笑散、制乳没、三棱、莪术、鹿角片等；选择补肾药物时偏选温补肾阳药物，如淫羊藿、巴戟天、鹿角片、菟丝子等。

【学术思想及理论基础】

何教授认为子宫内膜异位性疾病是由于经期、产后摄生不慎，外邪入侵，情志内伤，素体因素或手术损伤，如人工流产、剖宫产等，导致气血失调，脏腑功能失常，冲任损伤，致部分经血不循常道而流溢脉外，以致“离经之血”瘀积，留结于体内，阻滞冲任、胞宫、胞脉、胞络，“不通则痛”；瘀血日久，则形成有形可见的异位结节、包块、囊肿；天癸、冲任、胞宫功能失调，胞脉失养，不能摄精成孕。《景岳全书·妇人规》云：“妇人久病宿疾，脾肾必亏。”脾虚运化无力，聚湿生痰而成“瘕”；肾虚经血瘀滞，日久成“癥”。故何教授提出本病病机以正虚血瘀为主，脾肾不足为本，瘀血阻滞为标；治疗常分三期论治，攻补兼施，以扶正化瘀法贯穿治疗始终。

参考文献

[1] 赵宏利,章勤.何嘉琳妇科临证实录[M].北京:中国医药科技出版社,2018:20-21.

[2] 邢恺.何嘉琳治子宫腺肌症经验[J].江西中医药,2009,40(4):19.

[3] 来齐.何嘉琳治疗子宫内膜异位症经验[J].中国中医药信息杂志,2007(1):83-84.

[4] 崔火仙,何嘉琳.何嘉琳治疗子宫内膜异位症经验介绍[J].新中医,2013,45(5):202-203.

十、何子淮

何子淮教授简介

杭州何氏女科第三代传人，其先祖何九香先生从业于山阴钱氏女科。何教授临证重视整体观念，突出脏腑经络辨证，并以调理奇经作为治疗妇科病的重要手段。在理论上强调妇人以血为本，以肝为先天，治血病注重调气机，治杂病重视肝、脾、肾。用药多灵活变化。

何教授认为子宫内膜异位症病机为血结气蓄为患，并以破血消坚、理气化瘀为基本治法。以崩漏为主症者治以解郁清泄腑热，荡涤瘀邪；以痛经、月经过多为主症者治以化瘀调冲。

子宫内膜异位症

【子宫内膜异位症崩漏】

1. **验方** 内异崩漏解郁生新方。

2. **组成** 生黄芪20g，制大黄10g，龙胆9g，牡丹皮15g，半枝莲10g，黄连炭5g，黄柏炭5g，芥菜花12g，马齿苋12g，蒲公英15g，鱼腥草20g，生甘草6g，瓜蒌仁12g，地锦草15g，莲房炭10g。

3. **主治** 子宫内膜异位症所致崩漏，血量多者。

4. **用法及临证加减** 有血块者，加血余炭；痛者，加红藤。

【子宫内膜异位症痛经】

1. **验方** 血竭化癥汤。

2. **组成** 血竭（吞服）、制没药、五灵脂（包煎）、三七粉（吞服）、姜黄、桃仁、制大黄、炙甘草。

3. **主治** 子宫内膜异位症以痛经为主症者。

【子宫内膜异位症痛经兼月经异常】

1. **验方** 血竭化瘀汤。

2. **组成** 蒲黄（包煎）、制没药、当归、川芎、广木香、制香附、赤芍、白芍、血竭、五灵脂（包煎）、艾叶等。

3. **主治** 症见经来腹痛，量时多时少，淋漓不断，色紫黯夹块，块下痛减。舌边紫黯，脉沉弦或弦涩。

【学术思想及理论基础】

何教授认为子宫内膜异位症属妇人癥瘕包块病的范畴。癥瘕致病因素不外经期或产后，饮食寒温不节，或风冷外受，或中寒停湿，内著气血，留滞经络，以致血脉凝涩，隧道闭塞。故子宫内膜异位症病机为血结气蓄为患，破血消坚、理气化瘀为子宫内膜异位症的基本治法。

同时，辨证时需掌握以下几条原则以确定治疗原则及立法用药。

一应辨别证之虚实，即观察患者体质之壮实羸弱；二应辨病之新起久患；三须辨病之在气在血，即检触块结痛处的软硬，固定移动；四要细询审察与其他脏腑经络的联系，辨有无其他疾患的合并症。

此外，考虑到妇人经带等生理有别于男子，何教授主张分期施治。行经期避用攻逐之品，以防伤伐胞络。病程冗长，体质羸弱，特别是胎产多次，有出血史或有其他慢性病患者，更不宜骤然采用攻法，虽标实而本虚者，攻之则元气更乏，非但不能应手，反致诸症丛生。若使用攻伐之剂，何教授常顾及后天脾胃，力求祛邪不伤正。

参考文献

[1] 丛春雨.近现代25位中医名家妇科经验[M].北京:中国中医药出版社,1998:262.

[2] 何子淮.何子淮女科经验集[M].杭州:浙江科学技术出版社,1982:51.

十一、黄素英

黄素英教授简介

蔡氏妇科第八代传人。黄教授临证遵蔡氏妇科流派之学术理念，主张妇人以气血为本，肝肾为纲，推崇辨病与辨证相结合，倡导审时度势论治方法，注重补肝肾、健脾胃、调冲任、理气活血化瘀。

黄教授认为子宫内膜异位症病因责之于瘀血，治疗本病主要采用理气活血、化瘀消癥之法。本着“急则治标，缓则治本”的原则，月经期先予控制症状，经净后力求消除病灶。在临床诊疗过程中，考虑到血瘀可由气滞、肝郁、热结、寒凝、湿热、气虚、阴虚等因所致，需结合辨证施治。

子宫内膜异位症

1. **验方** 桂枝茯苓丸加味方；四物调冲汤。

2. **组成**

（1）桂枝茯苓丸加味方：茯苓12g，桂枝3g，赤芍10g，牡丹皮10g，桃仁10g，皂角刺30g，石见穿20g，莪术10g。

（2）四物调冲汤：炒当归10g，生地黄10g，川芎10g，白芍10g，制香附10g，怀牛膝10g。

3. **主治** 血瘀型子宫内膜异位症，血瘀可由气滞、肝郁、热结、寒凝、湿热、气虚、阴虚等因所致，需在病机转归、症状特点、患者禀赋差异的基础上，采用基础经验方辨证施治。

4. **用法及临证加减** 经期结束即月经干净后，治以活血化瘀消癥，采用桂枝茯苓丸加味方。月经期，以化瘀调经为主，如无特殊症状的可用四物调冲汤。

在子宫内膜异位症的治疗中，除进行周期调治外，要结合其他症状，辨证加减用药。若经行腹部剧痛则予蔡氏内异Ⅰ方（见蔡小荪篇）。若经量过多如注，状似崩中，则予蔡氏内异Ⅱ方（见蔡小荪篇）。本症若经行量多如崩，乃是宿瘀内结，血不循经所致，当以通求固，重用蒲黄活血止血，做到止血不留瘀；服药当于经前3～5日，否则瘀血形成，疗效欠佳。若兼见小腹胀痛、肛门坠痛等，可加用槟榔、木香、青皮、陈皮等；兼见经前乳胀、烦躁等，可加用柴胡、王不留行、川楝子等；病程日久、气短懒言等，可加用党参、黄芪等；形寒肢冷、腹痛喜温、面色青白等，可加用吴茱萸、艾叶等；午后潮热、口干便燥，可加用生地黄、麦冬、火麻仁等；兼有慢性盆腔炎症者，可予清热解毒、利湿导滞之品，常加用败酱草、红藤、鸭跖草、刘寄奴等。对于子宫内膜异位症合并不孕的患者，若有明显症状者，如月经不调、痛经等，则先治以化瘀消癥及调经止痛，并嘱其避孕，待症状减轻，则停止避孕，并在月经中期后停用化瘀消癥药，改予育肾培元之法以助孕育。

【学术思想及理论基础】

黄教授认为子宫内膜异位症病因责之于瘀血。

异位内膜的周期性出血，中医称之为离经之血。离经之血及脱落的异位子宫内膜不能排出体外或不能及时被吸收，即为瘀血，瘀血停聚即成癥瘕。故瘀血是导致临床症状和体征的关键。依据“治病求本”的原则，治以化瘀消癥为要。然如《血证论》中指出：“瘀之为病，总是气与血胶结而成，须破血行气以推除之。”故而黄教授治疗本病主要采用理气活血、化瘀消癥之法。考虑到“急则治标，缓则治本”，若患者出现月经过多、剧烈痛经等症状时先予控制症状，经净后力求消除病灶。在临床诊疗中，考虑到血瘀可由气滞、肝郁、热结、寒凝、湿热、气虚、阴虚等因所致，故需结合病机转归、症状特点、禀赋差异等辨证施治。

参考文献

[1] 张利.周期调治化瘀消癥——黄素英主任治疗子宫内膜异位症经验[J].福建中医药,2008(1):20-21.

十二、金季玲

金季玲教授简介

天津市名老中医，师从国医大师夏桂成教授，遵夏老“补肾调周法”，确立了重肾补肾的学术思想。依从月经周期的生理论治，调补肾中阴阳，从而调整月经周期中阴阳的消长转化。

金教授认为子宫腺肌病之病机为肾阳虚衰、瘀血内结，常结合月经周期节律分期论治，意在“补肾阳之虚，以决胞中之瘀”。对于子宫内膜异位症，金教授强调“急则治其标，缓则治其本”，总以化瘀消癥为主，同时辅以益气养阴、温经活血、消补结合之法分期治疗。

（一）子宫内膜异位症

1. **验方** 少腹逐瘀汤加减化裁方；桂枝茯苓丸加减化裁方。

2. **组成**

（1）少腹逐瘀汤加减化裁方：细辛、小茴香、吴茱萸、没药、蒲黄（包煎）、五灵脂（包煎）、白芍、益母草、炒九香虫、川楝子、延胡索。

（2）桂枝茯苓丸加减化裁方：桂枝、茯苓、芍药、桃仁、牡丹皮、三棱、莪术、丹参、乌药、香附、鳖甲、浙贝母、皂角刺。

3. **主治** 寒凝血瘀型子宫内膜异位症。

4. **用法及临证加减** 经期以活血化瘀止痛治标，方选少腹逐瘀汤加减化裁；非经期以化瘀消癥治本，方选桂枝茯苓丸加减化裁。气虚者加党参、炙黄芪、木香等；气滞者加沉香、梅花等；偏寒者加肉桂、胡芦巴等；偏热者去温经散寒之品，加红藤、败酱草等；偏于痰湿者加薏苡仁、苍术、法半夏等。

【学术思想及理论基础】

金教授认为“瘀阻胞宫冲任”是子宫内膜异

位症的主要病机，瘀血是主要病因。子宫内膜异位症虽有寒凝血瘀、气滞血瘀、肾虚血瘀、气虚血瘀等类型，但以寒凝血瘀多见。寒客冲任，与血相搏，子宫冲任气血失畅，经前、经期气血下注冲任，子宫气血更加壅滞，不通则痛。且瘀久必影响气机升降及脏腑功能，而致气滞、痰湿内生，呈现气滞血瘀、痰湿胶结，渐成癥瘕。基于子宫内膜异位症瘀血为患的病机特点，金教授认为子宫内膜异位症临证应以“急则治其标，缓则治其本”为治疗原则，治疗多以化瘀消癥为主。但由于子宫内膜异位症多伴有痛经、慢性盆腔痛、月经量多或经血淋漓不尽等症状，疼痛日久或失血过多，必伤阴耗气，故在化瘀消癥的同时，结合女性生理特点，可辅以益气养阴、温经活血、消补结合之法分期治疗。经期以活血化瘀止痛治标，非经期以化瘀消癥治本。

（二）子宫腺肌病

1. **验方**　痛经1号方；异位灵；痛经2号方。

2. **组成**

（1）痛经1号方：当归、白芍、柴胡、香附、合欢皮、桂枝、吴茱萸、乌药、川芎、阿胶、延胡索等。

（2）异位灵：桂枝、茯苓、赤芍、白芍、丹参、牡丹皮、三棱、莪术、夏枯草、浙贝母、鳖甲、乌药、香附、皂角刺等。

（3）痛经2号方：五灵脂（包煎）、生蒲黄（包煎）、延胡索、川楝子、细辛、白芷、没药、乌药、吴茱萸、香附、小茴香、木香、九香虫、白芍、益母草等。

3. **主治**　子宫腺肌病证属肾阳虚、寒凝血瘀型。

4. **用法及临证加减**

（1）经前期重在治本，应温肾助阳、培补先天、辛温理气，从而预防痛经发生，为瘀血、痰浊的祛除提供有利条件，方选痛经2号方加减。如患者经前烦躁，加入柴胡、梅花、香附疏肝理气；尺脉偏沉，则加入酒黄精、巴戟天、覆盆子增强补肾之力。

对于子宫腺肌病不孕或有生育要求的患者，经前期的治法则有所不同，需在指导同房基础上，加强补肾固本之力，帮助患者受孕。选方为自拟安胎方加减。药用菟丝子、续断、桑寄生、党参、白术、黄芪、陈皮、黄芩、白芍、熟地黄、炙甘草、砂仁、山药等。此方菟丝子、桑寄生、续断取寿胎丸之意补肾助孕，已孕安胎；黄芩、白术养血健脾，清热安胎。

（2）经期伴有痛经者，金教授主张标本兼治，辛温通阳，活血化瘀，理气止痛，方选痛经1号方加减。如患者伴有经期延长者，加用化瘀止血药，如茜草、三七粉等，止血不留瘀，活血不伤正；伴有月经量多者，选用煅龙骨、煅牡蛎、海螵蛸（乌贼骨）等收敛止血，减少经量；如患者经行泄泻，伴疲乏无力，选用白术、党参健脾益气，补骨脂、肉豆蔻脾肾双补，涩肠止泻；如失眠多梦，选用酸枣仁、首乌藤养心安神，紫贝齿镇惊平肝，合欢皮、合欢花解郁安神。

（3）经后期及排卵期无明显不适且无生育需求时，重在祛邪即治标，治当活血消癥，佐以祛痰，辅助排卵期阴阳转化，祛除邪气，方选异位灵加减。若患者纳差，加入砂仁、青皮、陈皮行气；如伴有痤疮，加入紫花地丁、野菊花清热解毒；如患者舌苔偏厚，湿象明显，则加入藿香行气化湿，合香附、三棱、莪术以活血化瘀、消癥散结。

【学术思想及理论基础】

金季玲教授认为月经之本在于肾，肾中阴阳又以肾阳为冲任、血海流通不息和胞宫气血调畅的关键。金教授遵张景岳“五脏之伤，穷必及肾，轻伤肾气，重伤肾阳”之旨。认为若阳气不足，运行不利，则瘀血内结，阴寒内盛则聚而生痰，痰瘀内停，冲任、血海运行不畅，便会发生月经异常、痛经、癥瘕。而子宫腺肌病归属中医学“癥瘕”“痛经”“月经不调”等范畴。故金教授认为子宫腺肌病之病机为肾阳虚衰，痰瘀互结，属于本虚标实之证。有形之瘀血阻碍阴阳转化，加之患者素体肾阳虚衰，或久病伤肾，阴寒内盛，痰浊内生，痰瘀互结，致使病情胶着难去，故导致了子宫腺肌病的难治性。故金教授认为中医药治疗本病应从肾阳虚衰入手，结合月经周期节律，在行经期标本兼治，活血化瘀，理气止痛，改善临床症状，在经后期及排卵期活血消癥，兼以祛痰，缓则治标，在经前期温肾助阳，以使本固血充，气血流通顺畅。

【验案举隅】

孙某，女，40岁，已婚，2014年8月28日初诊。

主诉：产后经行腹痛10年余。

患者自诉于2014年7月30日顺产一女后经行腹痛，四末不温，得温痛减，需服止痛药，并进行性加重，不伴有恶心呕吐等症状。月经量中、色深红、无血块，带下色白、量可、质稀、无异味，孕2产1。舌黯，苔薄白，脉细弦。

妇科检查：外阴已婚性，阴道通畅，阴道壁光滑，宫颈轻度糜烂，骶韧带可及触痛结节，宫体后位，大小正常，右附件可触及一大小约5cm×4cm×3cm包块。

B超：右侧附件子宫内膜异位囊肿，大小为5cm×4cm×3cm。

CA125：68 IU/mL。

诊断：子宫内膜异位症（寒凝血瘀型），治以温经散寒，化瘀消癥。

处方：丹参10g，赤芍10g，白芍10g，牡丹皮10g，桂枝10g，三棱10g，莪术10g，鳖甲15g（先煎），浙贝母15g，皂角刺15g，木香6g，乌药10g，香附10g，肉桂6g（后下）。共14剂，每天1剂，水煎服。

9月13日二诊：9月12日月经来潮，腹痛较上次减轻，四末转温，舌黯红，苔薄白，脉细弦。

处方：川楝子10g，延胡索10g，蒲黄10g（包煎），五灵脂10g（包煎），没药10g，白芍10g，益母草15g，香附10g，木香6g，炒九香虫10g，细辛3g，小茴香5g，吴茱萸3g，白芷10g，乌药10g，重楼10g，砂仁10g（后下），莱菔子10g。

其后患者多次来诊，嘱其经期服用二诊方，非经期服用首诊方，连服3个月经周期，经行腹痛明显缓解。11月30日复查B超：右侧卵巢大小4cm×2.8cm×2.0cm，包块明显减小。

参考文献

［1］王舒鹤,朱颖,金季玲.金季玲以肾为核心治疗子宫腺肌病经验探析［J].中医药导报,2022,28(7):151-154.

［2］王兰芬,金季玲.金季玲治疗子宫内膜异位症经验［J].湖南中医杂志,2016,32(1):26-27.

十三、李光荣

李光荣教授简介

首都国医名师，全国老中医药专家学术经验继承工作指导老师。李教授认为“女子以血为用”。人之气血，一要循常道，二要循而无阻。妇女之疾，血瘀致病甚多，且瘀血阻滞，常致脏腑失血养而变生他证。故治疗妇科疾病，重在调理气血，补气不忘理气，养血不忘活血，治血不忘治气。李教授重视外治法的应用，如阴道、宫颈、后穹隆上药，或保留灌肠等，常获良效。

李教授从女性多虚、多瘀、多郁的病理特征出发，形成以气滞血瘀、寒凝血瘀、气虚血瘀三型辨证为基础治疗子宫内膜异位性疾病的学术观点，治疗时重视活血化瘀，并辨证加用宣畅气机、温经散寒、益气之品。

子宫内膜异位症/子宫腺肌病

1. **验方** 桂附饮；丹赤饮；芪丹饮。

2. **组成**

（1）桂附饮：炙附片、桂枝、乌药、五灵脂（包煎）、三棱、莪术等。

（2）丹赤饮：柴胡、丹参、当归、赤芍、三棱、莪术等。

（3）芪丹饮：炙黄芪、丹参、生蒲黄（包煎）、三棱、莪术、香附、皂角刺等。

3. **主治** 子宫内膜异位症/子宫腺肌病。

4. **用法及临证加减**

（1）辨证选方

①寒凝血瘀证：症见经行小腹剧痛，得温痛减，形寒肢冷，四肢不温。舌质淡黯，苔薄白，脉弦或紧弦。方选桂附饮。

②气滞血瘀证：经行小腹胀痛，经前双乳胀痛，平素心烦易怒或闷闷不乐。脉弦。方选丹赤饮。

③气虚血瘀证：经行小腹隐痛，喜温喜按，得温则舒，乏力神疲，食欲不振。舌质淡，边有

齿痕，苔薄白，脉沉细。方选芪丹饮。

（2）辨病位用药：卵巢子宫内膜异位囊肿者，常加用软坚散结药，如鸡内金、海蛤壳、瓦楞子等。子宫后壁下段、直肠子宫陷凹、腹膜等处的子宫内膜异位症及合并有盆腔痛者，采用保留灌肠治法，常用药物丹参、赤芍、苏木、红藤、败酱草等。药物通过直肠黏膜吸收，可促进局部血液循环、促进增生的结缔组织或粘连松解，还可减弱长期服药对胃的刺激作用。宫骶韧带、子宫直肠陷凹等处的子宫内膜异位症者，多存在性交痛、经期肛门坠痛等症，检查时可在后穹隆触及一个或多个触痛结节，宫骶韧带增粗、触痛。常配合后穹隆上药方法，用活血止痛散（见赵瑞华篇）加等量自制11号粉，黄酒调成面团状，置于阴道后穹隆部触痛结节处，放棉球固定并防止药物掉出，每周上药2次，经期停用。上药20次为1个疗程。

活血止痛散活血散瘀、消肿止痛，自制11号粉清热解毒，预防长期上药可能引发的阴道感染。

【学术思想及理论基础】

李光荣教授认为，妇女因其经孕产乳的生理特点，形成了多虚、多瘀、多郁的病理特征。《医林改错》曰："夫血之行止顺逆，皆由气率之而行也。"气为血之帅，血为气之母；气行则血行，气滞则血凝；气虚运血无力，血行不畅，则瘀血内停。气郁，血行受阻，而致血瘀；血瘀反过来又阻碍气机，加重气滞。子宫内膜异位病灶周期性出血，不能正常排出体外而蓄积于病灶局部，类似中医"离经之血"。离经之血即为瘀血。瘀血流注经脉脏腑，凝结胞宫、胞脉，积聚日久而形成癥瘕。故李教授认为子宫内膜异位症应属"癥积"范畴，病在血分，总属血瘀。而致瘀之因各不相同，除气虚、气滞所致血瘀外，寒凝血瘀也很常见。故李教授辨证以寒凝血瘀、气滞血瘀、气虚血瘀为主。治疗重视活血化瘀，并辨证加用宣畅气机、温经散寒、益气之品。

参考文献

[1] 郭永红.李光荣治疗子宫内膜异位症经验[J].

中国中医药信息杂志,2009,16(5):87-88.

[2] 艾莉,赵瑞华.李光荣教授治疗盆腔子宫内膜异位症经验[J].中国中医药信息杂志,2005(11):87-88.

[3] 滕秀香,赵红,刘清泉,等.燕京妇科学术传承代表经验集萃[M].北京:中国中医药出版社,2021:222-223.

十四、李坤寅

李坤寅教授简介

师从全国第三批名老中医欧阳惠卿教授，临证强调辨证与辨病相结合，重视脾肾同治，养心安神、交通心肾，注重患者的心理疏导。

李教授认为子宫内膜异位症不孕归因于胞脉瘀阻，阻碍两精相搏，血瘀可细化分为气滞血瘀、气虚血瘀、寒凝血瘀、热灼血瘀、肾虚血瘀等，故李教授常在活血化瘀基础上结合患者全身症状、舌脉辨证施治，可佐以理气、益气、温经、凉血、补肾诸药。子宫内膜异位症痛经的基本病机为肾虚血瘀，治疗以补肾活血为主。

（一）子宫内膜异位症不孕

1. **验方**　少腹逐瘀汤。

2. **组成**　小茴香、干姜、延胡索、没药、当归、川芎、肉桂（后下）、赤芍、蒲黄（包煎）、炒五灵脂（包煎）。

3. **主治**　寒凝血瘀型子宫内膜异位症不孕。

4. **用法及临证加减**

（1）辨证加减：肝郁气滞，常加用柴胡、薄荷、枳壳、木香、佛手等；气血不足者，酌加黄芪、党参、茯苓、白术等；经络阻滞者，多加路路通、丝瓜络、通草等；兼有血热者，加黄芩、牡丹皮、栀子等；肾虚者，加生地黄、山茱萸、山药、黄精等。

（2）分期论治

①行经期（第1～4天）：治以活血化瘀，促进血肿、包块吸收，在少腹逐瘀汤基础上加用三七粉、血余炭等，既可活血止痛，亦可促进瘀血排出；对于月经量少或不畅者可予活血、温经、通络之品使经血顺畅，常用益母草、枳壳、桃仁等行气活血通经；气虚者加党参、黄芪益气；实

热者加生地黄、牡丹皮、败酱草清热；月经量多夹瘀者加益母草、三七粉等化瘀止血。

②经后期及经间期（第5～15天）：治以补肾温阳、破血通络、促排卵，在少腹逐瘀汤的基础上加入行气破血之品，常用药物如补骨脂、熟地黄、白芍、菟丝子、巴戟天、紫河车、淫羊藿等补肾温阳之品，以促进卵泡成熟，同时加入破血利气通络之品，如丹参、红花、皂角刺、土鳖虫等促进卵泡排出。

③经前期（第16～28天）：当温肾活血、疏肝理气以利着床，常选用少腹逐瘀汤合寿胎丸加减，桑寄生、菟丝子有利改善黄体功能。若有肝郁，可加用柴胡、郁金等疏肝；如气滞血瘀而月经后期者（排除妊娠可能），常选择赤芍、益母草、牛膝等活血通络、引血下行；肾气虚者可适当加用山药、熟地黄、杜仲等健脾补肾；肾阳虚者，以淫羊藿、巴戟天、鹿角霜等温肾助阳；肾阴虚、夹热者，以二至丸、龟甲胶、地骨皮等滋阴清热。

（3）应用外治法，注重心理疏导：李教授对子宫内膜异位症不孕亦常辅以中药保留灌肠、针灸

（针刺穴位：关元、中极、三阴交；耳针穴位：子宫、卵巢、交感、内分泌、神门、肝、肾）等以期改善盆腔血流，利于粘连松解、癥瘕吸收而助孕。

【学术思想及理论基础】

李教授认为子宫内膜异位症不孕归因于离经之血滞留少腹，天癸、脏腑、气血、经络不能正常运行，冲任受阻，胞脉瘀阻，阻碍两精相搏，故而不孕，血瘀可细化分为气滞血瘀、气虚血瘀、寒凝血瘀、热灼血瘀、肾虚血瘀等，故李教授常在活血化瘀基础上结合患者全身症状、舌脉辨证施治，佐以理气、益气、温经、凉血、补肾诸药。病程长者，多散结消癥，同时需注意顾护正气，且依据女性月经周期中气血消长的规律变化，分为行经期、经后期及经间期、经前期，有侧重地辨证施治。

（二）子宫内膜异位症痛经

1. **验方**　经验方1；经验方2。

2. **组成**

经验方1：白芍、五灵脂（包煎）、三七（冲服）、益母草、牛膝、没药、生蒲黄（包煎）、木香、乌药、延胡索。

经验方2：熟地黄、酒萸肉、淫羊藿、桑寄生、菟丝子、续断、白术、黄芪、山药、茯苓、陈皮。

3. **主治** 肾虚血瘀型子宫内膜异位症痛经。

4. **用法及临证加减** 李教授辨治本病，行经期治疗以活血化瘀、理气止痛为主，选用经验方1。伴腰骶部疼痛明显者，加杜仲、川续断以补肝肾、强筋骨。经后期以补益肾精、健脾益气为主，选用经验方2。

【学术思想及理论基础】

李教授认为子宫内膜异位症痛经的基本病机为肾虚血瘀。先天禀赋不足，或大病久病，或手术损伤，或房劳多产，可损伤肾气。肾阳不足则血失温煦，运行迟缓，血液瘀滞；肾阴不足，内生虚火，热灼血瘀。瘀血阻络，凝结于冲任、胞脉，致冲任、胞脉气血运行不畅，日久成瘀，瘀血久而结成癥瘕；气血运行不畅，不通则通。故治疗上当补肾活血、化瘀止痛。

参考文献

[1] 方庆霞,高山风,徐耀,等.李坤寅教授以瘀为本分期辨治子宫内膜异位症性不孕[J].湖南中医药大学学报,2021,41(12):1943-1946.

[2] 李亚希,欧银凤,李坤寅.李坤寅辨治子宫内膜异位症痛经经验总结[J].中国中医药现代远程教育,2018,16(4):72-74.

十五、李祥云

李祥云教授简介

上海市名中医，师承全国妇科名医陈大年、刘海仙等。李教授认为，诸多妇科疾病与“肾虚血瘀”密切相关，主张用补肾祛瘀法，补肾益精治其本，祛瘀散结治其标。同时，强调治病求本，调和阴阳，使患者气血调和，有益于疾病的治疗。

李教授认为，子宫内膜异位症为本虚标实之证，即肾虚为本，出血粘连组织经脉造成局部包块是标，治疗上以活血化瘀为大法，同时根据证候的寒热虚实，灵活运用行气活血、散结消癥、温经散寒、清热凉血、补肾活血等治法，以达到调经、止痛、消癥、助孕等目的。

子宫内膜异位症崩漏

1. **验方** 内异消。

2. **组成** 三棱、莪术、路路通、水蛭、土鳖虫、肉苁蓉、菟丝子、巴戟天等。

3. **主治** 肾虚血瘀型子宫内膜异位症。

4. **用法及临证加减**

（1）依据月经周期加减：经后期，重在滋补肝肾，调养气血，常配伍熟地黄、枸杞子、白芍、怀山药、何首乌、山萸肉、黄精、肉苁蓉等；经间期，阴阳转化的氤氲之“的候”，配伍桂枝、桔梗、附子、肉桂、鸡血藤等，促进排卵；经前期，配伍锁阳、胡芦巴、紫石英、石楠叶温肾壮阳，以健全黄体；经期活血利水通经，配伍益母草、川牛膝、鬼箭羽、苏木等。

（2）依据症状/合并病加减：瘀久化热，李教授常加用清热解毒之品，如蒲公英、紫花地丁、红藤、败酱草等；以痛经为主者重在祛瘀止痛，加血竭、乳香、没药、艾叶、白芷、羌活、独活、小茴香等温通祛瘀，理气止痛；癥瘕结块者散结消癥，结合桂枝茯苓丸，加鳖甲、海藻、海带等软坚散结，祛瘀消癥。

（3）外治法的应用：李教授常将口服汤药的第三煎，用于每日睡前中药保留灌肠（经期除外）。内异症的病位常在下焦，即盆腔，旨在通过药液的温热效应和肠黏膜吸收直达病所，有利于药物的吸收和粘连组织的软化松解，从而减轻或消除内异灶所致的疼痛。

【学术思想及理论基础】

李教授认为子宫内膜异位症的病因与肾气是否充盛密不可分。精血同源，如肾精充足，冲任胞宫得以濡养，血海依时满溢。反之，肾气不足，则冲任失于濡养，气血不畅，停滞而为瘀阻，瘀阻日久，停聚于胞宫胞脉则成癥瘕。故李教授认为，内异症的主要病因病机为肾虚血瘀证，是谓本虚标实之证，即肾虚为本，出血、组织经脉粘连造成局部包块是标，瘀血既是脏腑功能失调所产生的一种病理产物，又是致病的一种病理因素。因此，治疗上以活血化瘀为大法，同时根据证候的寒热虚实，灵活运用行气活血、散结消癥、温经散寒、清热凉血、补肾活血等治法，以达到调经、止痛、消癥、助孕等目的。

参考文献

[1] 王珍贞,徐莲薇,刘敛,等.李祥云治疗子宫内膜异位症经验[J].中医文献杂志,2019,37(4):45-48.

十六、连方

连方教授简介

岐黄学者，全国名中医。连教授从中医药提高卵细胞质量及子宫内膜容受性角度，丰富与发展了“肾主生殖”理论；提出“卵巢为奇恒之脏，与子宫相表里”学说，并完善了卵巢与子宫表里对应的脏腑理论；形成中药“八期调周”疗法。

连教授提出子宫内膜异位症的主要病机为“血瘀蕴毒”，认为瘀毒阻络是子宫内膜异位症的基本病机，提出子宫内膜异位症宜从瘀毒论治，以活血化瘀、解毒散结、调节冲任为治疗大法，创立应用祛瘀解毒方治疗本病，临床疗效显著。

子宫内膜异位症

1. **验方** 祛瘀解毒方。

2. **组成** 红藤15g，玫瑰花6g，金银花10g，连翘10g，丹参10g，赤芍10g，牡丹皮10g。

3. **主治** 血瘀蕴毒型子宫内膜异位症。临床主要表现为经行腹痛，逐渐加重；月经紊乱，经行不畅，量多色黯有块。可伴有不孕；腰骶酸痛，逐渐加重；平时腹痛，或经期低热；性交痛或经期直肠刺激症状。舌紫黯，舌体瘀斑、瘀点，苔薄黄，脉涩、结或代。

4. **用法及临证加减** 经期结束后开始服用祛瘀解毒方，日1剂，每日2次，温水送服。依月经周期气血盈亏状态，顺应调治，治疗侧重有所区别，临证根据患者症状、体征灵活化裁。行经期，胞宫由实转虚，瘀血部分泄越，但新血受瘀血阻滞，离经停蓄，又成新的瘀血，可酌加活血祛瘀药物；经后期，阴衰血少，阴血尚在积累中，属正虚邪实，可酌加枸杞子、女贞子、菟丝子等益肾养阴；经间期，阴精充实，阳气内动，气血施化，正盛邪实，宜滋阴补阳，可加熟地黄、白芍等；经前期，阴阳两旺，瘀血又蓄，邪正搏结，宜温补肾阳，加淫羊藿、杜仲、当归等。

【学术思想及理论基础】

连方教授结合古人“久病多瘀”“瘀久蕴毒”的理论，提出“血瘀蕴毒”伤络是引起子宫内膜异位症气血阴阳失调的根本病机，瘀毒体质是子宫内膜异位症患者发病的内因，是子宫内膜异位症的病理基础。子宫内膜异位症的成因多为瘀血、恶血壅阻于冲任胞宫胞脉，血瘀久久不退，日久可蕴化为毒，从而转化为瘀毒。在疾病的发展过程中，二者常交互错杂，阴精无以化生，共同对机体造成损害。与此同时，瘀、毒二者之间又存在着密切的因果转化关系，甚至形成恶性循环，即血瘀日久，可转化成毒，使毒蕴更深；毒蕴又可加重血瘀，令血瘀难消，使子宫内膜异位症缠绵难愈。因此，连教授通过长期的临床实践，结合中医辨证论治，总结提出了子宫内膜异位症宜从“瘀毒”论治，活血化瘀、解毒散结、调节冲任，创立应用祛瘀解毒方治疗本病，临床疗效显著。

参考文献

[1] 宋梦杨,连方.连方教授治疗子宫内膜异位症经验[J].陕西中医,2022,43(4):511-514.

[2] 连方,赵文晓,齐英华,等.祛瘀解毒方治疗血瘀蕴毒型子宫内膜异位症30例临床观察[J].中医杂志,2015,56(1):44-47.

[3] 连方.子宫内膜异位症病机——瘀毒学说[J].中国中西医结合杂志,2008(11):968-969.

十七、刘瑞芬

刘瑞芬教授简介

山东省名中医，国家名老中医药专家。刘教授首先提出慢性盆腔炎“血瘀肾虚”学说及节育措施致异常子宫出血从“瘀、热、虚”论治等学术观点和方法；创制了疗效确切的慢性盆腔炎中医综合治疗方案；主张以补、调、温、通四步分期治疗排卵功能障碍性不孕；倡导补肾、活血并用治疗妇科疾病；强调重视脾胃，辨证用药以顾护脾胃为先。

刘教授认为痰瘀互结兼肾虚是子宫内膜异位症的发病关键，治疗子宫内膜异位症采用周期序贯疗法。经期调血止痛以治标，以活血化瘀止痛为大法；非经期辨证求因以治本，以活血化瘀、祛痰健脾为主，兼以补肾。

子宫内膜异位症/子宫腺肌病

1. **验方**　止痛调血方；经痛停方。

2. **组成**

（1）止痛调血方：益母草15g，连翘15g，杜仲12g，川续断18g，赤芍12g，白芍12g，制鳖甲12g（先煎），牡蛎18g（先煎），海藻12g，延胡索18g，香附12g，生蒲黄18g（包煎），木香12g，三七粉3g（吞服），生薏苡仁18g，茯苓18g，皂角刺12g，制没药6g。

（2）经痛停方：肉桂6g，川芎15g，吴茱萸9g，炮姜6g，乌药12g，炒小茴香12g，蒲黄12g（包煎），没药6g，白芥子12g，白芷12g，延胡索18g，当归15g，炒白芍18g，柴胡12g，香附12g，木香12g，炙甘草6g。

3. **主治**　痰瘀互结兼肾虚型子宫内膜异位症/子宫腺肌病。

4. **用法及临证加减**　刘教授主张用周期序贯疗法治疗子宫内膜异位性疾病。

（1）非经期用药以活血化瘀、祛痰健脾为

主，兼以补肾，采用止痛调血方。若患者输卵管通而不畅，可在止痛调血方的基础上加用路路通、皂角刺、蜈蚣、丝瓜络等，以增强化瘀通络之效。若肾虚较重，可见症状如腰痛、形寒肢冷、小便清长、不孕症等，此时可加重续断的用量，亦可随症加用桑寄生、菟丝子、巴戟天、牛膝等补肝肾的药物。对于偏气滞者，可加木香、柴胡、枳壳、郁金等；下焦虚寒者，可加淫羊藿（仙灵脾）、肉桂、炮姜等；下焦湿热者，可加牡丹皮、红藤、败酱草等；月经先期者，可加茜草、女贞子、墨旱莲等；若兼有卵巢子宫内膜异位囊肿者，从利湿着眼，常加茯苓、薏苡仁、泽兰等淡渗利湿药，或加用鸡内金、浙贝母、海藻等以软坚散结。

（2）经期则以化瘀止痛为大法，经前5天及经期前2天以经痛停方加减，温经散寒、活血止痛。痛经较重者，可在经痛停方的基础上，加入制乳香、制没药各6g，延胡索可用至18g，以加强定痛之功。呕吐甚者，可加竹茹12g、姜半夏9g，并嘱患者在经期及经前忌生冷之品，注意避寒，忌食辛辣厚味。

【学术思想及理论基础】

刘教授认为子宫内膜异位性疾病的发生与“瘀”密切相关，瘀血阻滞是导致其一系列症状和体征的主要原因。瘀血停蓄体内，引发系列病理演变，瘀血留于体内，必然影响局部气血运行，气机的升降出入紊乱，水液代谢障碍，水液停蓄凝聚而成痰饮，痰瘀互结，凝聚坚结，终成癥瘕。瘀血、气滞、痰湿之间互为因果，瘀血停蓄为病理基础，气机郁滞，痰湿内生，又是形成病理过程中的重要环节。瘀血是子宫内膜异位症的病理基础，瘀血的形成往往与机体气血不和、脏腑功能失调有关；并且，子宫内膜异位性疾病发病后，瘀血停滞，癥瘕形成，日久必然进一步影响气血的运行，影响脏腑功能，久病及肾，肾虚也是子宫内膜异位症的主要病机之一。

总之，瘀血、痰湿、肾虚三者互为因果，形成恶性循环，导致子宫内膜异位症的发生。故非经期用药当以活血化瘀、祛痰健脾为主，兼以补肾；经前及经期则侧重于温经活血止痛。

参考文献

[1] 刘文琼,张丽娟.刘瑞芬妇科经验集[M].北京:中国中医药出版社,2018:48-50.

[2] 于珊珊,刘文琼.刘瑞芬教授治疗子宫腺肌病的临床经验[J].世界最新医学信息文摘,2018,18(16):221-222.

十八、罗元恺

罗元恺教授简介

岭南妇科名医，全国第一位中医教授。罗教授临证重视脾肾气血，其遵《景岳全书·妇人规》所言："调经之要，贵在补脾胃以滋血之源，养肾气以安血之室。"罗教授除了深入研究肾脾之外，晚年对血瘀亦颇有研究。他认为妇科疾病虽虚证较多，但气滞血瘀也不少见。故治疗妇科病，强调辨证论治，尤其擅长补肾、健脾和活血化瘀法。

罗教授认为"瘀"是导致子宫内膜异位症的主要原因，形成了以"活血化瘀为本，兼行气止痛、软坚散结"为核心的学术思想。

子宫内膜异位症

1. **验方** 罗氏内异方。

2. **组成** 益母草、桃仁、土鳖虫、川芎、山楂、丹参、蒲黄（包煎）、五灵脂（包煎）、延胡索、乌药、牡蛎（先煎）、海藻、浙贝母、乌梅等。

3. **主治** 瘀血阻络、气血滞涩型子宫内膜异位症。

【学术思想及理论基础】

罗教授认为，子宫内膜在女性激素周期性作用下产生局部异位病灶的出血与坏死，内膜碎屑脱落，中医称“离经之血”。离经之血蓄积下焦而致病，因此“瘀”是产生子宫内膜异位症的主要原因。本病因气滞、气虚、邪热、寒凝、手术等因素导致脏腑功能失调，气血不和，冲任不固，血液离经，瘀血留聚，结成包块，发为癥瘕。瘀血阻络，络脉不通，不通则痛，发为痛经。瘀滞日久，胞脉不通，阻碍两精相搏，发为不孕。因此，在治则上，罗教授提倡以活血化瘀为主。瘀血既去，则血脉通畅，其余诸症乃可缓解消去。但气为血之帅，血为气之母。血壅滞而成瘀，气亦必运行不畅，气滞血瘀往往相互搏结，故化瘀方中，多需行气。另外，瘀血为有形之邪，容易结为肿块而成癥瘕，需兼用软坚散结之品。

参考文献

[1] 陈思,樊耀华,赵颖.从罗氏内异方浅析罗元恺教授治疗内异症经验[J].中医临床研究,2016,8(32):105-106.

[2] 罗元恺.罗元恺医著选[M].广州:广东科学技术出版社,1980:183-187.

十九、门成福

门成福教授简介

国家名老中医，河南省中医事业终身成就奖获得者。门教授重视肝、脾、肾及气血在女性生理、病理中的作用，治疗妇科病着眼于调补肝、脾、肾、气血；用药主张攻补兼施，寒热并用，喜用古方汤剂及对药、角药，少用成药。

门教授提出子宫腺肌病的发病虽有虚实之分，但临床以实证居多，病因多为寒凝、气滞、血瘀，基本病机为气机郁滞、寒邪内侵、血行不畅、冲任失和，致瘀血内阻于胞宫。

子宫腺肌病

1. **验方** 腺肌病Ⅰ方。

2. **组成** 桂枝、茯苓、牡丹皮、芍药、炒桃仁、丹参、三棱、莪术、炒水蛭、皂角刺、香附、卷柏、延胡索、鳖甲、制没药、炮姜。

3. **主治** 气滞寒凝血瘀型子宫腺肌病。

4. **用法及临证加减** 青壮年，病程较短者，经后期（包括经间期）可用原方加减；对于年老体衰或病久虚弱，证属气血两虚的患者，可攻补兼施，酌加党参、黄芪、白术扶助正气，而此方用量也宜小；月经期减少活血化瘀药量，酌加益母草、枳壳促使月经顺利排出；伴有经量过多或经期延长者，可在原方基础上加入阿胶珠、荆芥炭以补血、止血，或选用自拟方“乌茜断丝散”[组成：海螵蛸（乌贼骨）15g，茜草12g，荆芥炭6g；严重者将茜草12g改为茜草炭15g，加入阿胶珠（烊化）15g，地榆炭25g，三七粉（冲服）5g，嘱患者血止后停服三七粉，余药续服]；经前腹痛难忍者，重用延胡索、香附至25g，炮姜10g；小腹下坠明显者加入升麻6g，严重者加至12g，增强升提之力；形体肥胖或痰湿症状明显者，加入清半夏、炒白芥子；胃脘痛者，加木香、陈皮；服药后腹泻者，用甘温补中、缓和药性之大枣；便秘者，加酒大黄；对于瘀血较重的患者，可加用丹参25g，三棱15g，莪术15g，水蛭15g，活血化瘀；如患者平素表现为腰骶酸痛，B超提示有明显的盆腔积液，酌情加入薏苡仁25g，败酱草25g，金银花15～25g，炒冬瓜子30g，以增强清热利水之功。

【学术思想及理论基础】

门教授提出子宫腺肌病的发病虽有虚实之分，但临床以实证居多，病因多为寒凝、气滞、血瘀，基本病机为气机郁滞、寒邪内侵、血行不畅、冲任失和，致瘀血内阻于胞宫。门教授强调活血化瘀应贯穿于整个月经周期，辨病与辨证相结合，方能达到预期效果。

参考文献

［1］李晓冰，李志恒，朱艳琴，等.门成福治疗子宫腺肌病经验［J］.时珍国医国药，2015，26(10):

2523-2524.

[2] 孙海媛,贾成祥.门成福治疗子宫腺肌病经验述要[J].中华中医药杂志,2016,31(10):4045-4047.

二十、师伟

师伟教授简介

泰山学者青年专家。致力于中医药在妇科血证和痛证诊疗领域的研究，重视“治未病”指导的围手术期及术后防复发干预，采用化瘀消癥、理气化痰、培补脾肾等调治痰瘀互结型子宫内膜息肉及子宫肌瘤取得了良好的效果。

基于子宫内膜异位性疾病久病、久痛、久瘀、难治、易复发的特点，师教授提出其病位在胞络，瘀毒互结兼有痰湿为其基本病机，治疗当活血化瘀、解毒利湿散结。

子宫内膜异位症/子宫腺肌病

1. **验方** 通脉化癥汤。

2. **组成** 桂枝15g，茯苓15g，牡丹皮15g，赤芍15g，炒桃仁15g，重楼12g，血竭2g（冲服），醋没药6g，天花粉18g，土鳖虫9g，醋鳖甲15g（先煎），皂角刺15g，牡蛎30g（先煎），醋五灵脂9g（包煎），黄芪18g，焦山楂9g，炙甘草6g等。

3. **主治** 瘀毒互结型子宫腺肌病/子宫内膜异位症。

4. **用法及临证加减**

（1）以症状为需求化裁：痛经明显者，经前加制延胡索15g、川芎12g、姜黄12g、郁金12g、乳香6g以增强止痛化瘀行气之力；月经量多、经期延长者，经期第3天加三七粉3g（吞服）、贯众炭30g、蒲黄炭15g（包煎）、茜草炭12g、海螵蛸（乌贼骨）18g以增强止血化瘀之力；有备孕需求者，在卵泡期辅以补肾健脾，加菟丝子30g、淫羊藿15g、覆盆子15g，黄体期改用补肾安胎法，以寿胎丸加减。

（2）中成药联用方案：桂枝茯苓胶囊、散结镇痛胶囊、重楼免煎颗粒。

（3）外治法的应用：康妇消炎栓直肠给药，排便后或临睡前应用，每次2粒，每日1次。

（4）艾叶足浴：每日取艾叶60g，单层纱布包裹，开水浸泡或煎煮，水温适宜后双足浸泡30分钟，水面近双膝下，足浴后自我按摩足底5～10分钟。连续用药3个月，经期不停药。

【学术思想及理论基础】

师伟教授认为，子宫内膜异位性疾病责之冲任损伤而胞宫藏泻失常，经水失其常道，蓄积成瘀，故血瘀为基本病机。毒邪多由瘀、湿（痰）、浊等病理产物转化而来并酝酿而成，致病亦多附着、裹挟瘀、湿（痰）、浊邪，所以胞宫内冲任蓄积的瘀血出之无路，日久难消，即可蕴化成瘀毒。血瘀日久，阻滞经络之气的畅达通利，使得胞宫与冲任津液亦得不到正常输布而化生痰湿。久病入络，结合本病久病、久痛、久瘀的特点，师伟教授提出病位在胞络，瘀毒互结兼有痰湿为基本病机，治疗当活血化瘀、解毒利湿散结。

参考文献

[1] 师伟,陈思儒,刘志勇.中医综合方案治疗子宫腺肌病临床诊疗流程优化研究[J].山东中医杂志,2021,40(3):221-226.

[2] 王新,吴建林,石雅馨,等.从“瘀、毒、痰湿”谈子宫内膜异位症之病机与治疗[J].中国中医基础医学杂志,2022,28(7):1160-1163,1167.

二十一、时燕萍

时燕萍教授简介

江苏妇科名医，擅长治疗子宫内膜异位症，急、慢性盆腔痛，月经失调等妇科疾病，参与“中医女性生殖节律性理论创新及临床应用”项目。

时教授提出，子宫内膜异位性疾病为本虚标实之证，以“肾虚血瘀”为基本病机，同时兼有痰浊内阻，治疗当温肾活血、化瘀止痛，佐以祛痰。

子宫内膜异位症/子宫腺肌病

1. **验方** 内异停方；辛桂止痛方（又名温化止痛方）。

2. **组成**

（1）内异停方：鬼箭羽10g，木馒头10g，党参10g，黄芪10g，贯众10g，皂角刺10g，生山楂10g，土鳖虫10g，当归10g，夏枯草10g，红藤30g，金银花15g，茯苓10g，炮姜6g。

（2）辛桂止痛方：细辛、肉桂、白芍、柴胡、泽兰、红花、延胡索、乳香及没药。

3. **主治** 肾虚寒凝瘀血型子宫内膜异位性疾病。

4. **用法及临证加减** 时教授认为子宫内膜异位性疾病的治疗当温肾活血、化瘀止痛，佐以祛痰。考虑到女性经期与非经期有别这一女性特有的生理特点，结合不同时期胞宫内气血有余、不足加以论治。

（1）非经期：以消为主，重视消癥化瘀，同时扶助正气。方选自拟“内异停方”。若并发慢性盆腔痛，常用金银花、王不留行、马鞭草、白花蛇舌草等加减治疗。

（2）经期：以通为要，治以温阳止痛、排瘀通经之法，采用自拟“辛桂止痛方”。若患者合并有月经量多、经期延长等症状，则去红花，并佐以马鞭草、紫草、墨旱莲、金银花、黄芩及仙鹤草等清热养阴药，佐降气火以止血。

【学术思想及理论基础】

时燕萍教授认为子宫内膜异位性疾病发生的根源为正气不足，若素体阳虚或摄生不慎、外寒内冷，或忧思恼怒，使脏腑功能失调，则不能及时清除冲任胞脉内逆行之血，尤其是在经行、产后（特别是小产或人流术后）或其他宫腔手术操作后，更易耗伤肾气，肾气不足，则推动温煦作用减弱，气不行则无以温化，血滞成瘀，瘀血日久，病为癥瘕。

癥瘕虽多为瘀血所致，但并非仅有瘀血，常兼有水湿痰浊之邪作祟，肾阳不足日久必伤及脾阳，脾虚失于运化，内生水湿，津液失于输布，渐可炼液成痰；同时瘀血痰湿互结，病情缠绵，阻碍气机，病久必耗伤正气，使肾气更虚。故时教授总结子宫内膜异位性疾病为本虚标实之证，以“肾虚血瘀”为基本病机，同时兼有痰浊内阻。

参考文献

[1] 牛艳明,时燕萍.时燕萍教授治疗子宫内膜异位症痛经经验[J].中医药学报,2016,44(2):139-141.

[2] 黄慧丽,时燕萍.时燕萍教授从虚瘀论治子宫内膜异位症经验[J].浙江中医药大学学报,2018,42(4):303-306.

[3] 梁杰,时燕萍.时燕萍教授治疗子宫腺肌病经验[J].浙江中医药大学学报,2017,41(4):304-306.

二十二、司徒仪

司徒仪教授简介

全国中医妇科名师，认为妇科疾病“缓则图本，责之于肾”。女性常见阴血不足，必须重视补益后天脾土之本，脾胃健运，气血才能生化有源；并提出妇科“痛证、血证、癥瘕，首重祛瘀”的观点。

根据子宫内膜内异症患者痛经多喜温喜按，伴有四肢厥冷、冷汗淋漓等特征，司徒教授认为内异症成因最终多与阳气不足、失于温化、冲任不畅有直接关系，认为阳虚是内异症最常见的重要病因，是导致瘀血形成的主要诱因。

子宫内膜异位症

1. **验方** 当归四逆加吴茱萸生姜汤、温经汤。

2. **组成** 当归、桂枝、芍药、细辛、炙甘草、通草、吴茱萸、麦冬、川芎、人参、桂枝、阿胶、牡丹皮、生姜、甘草、半夏。

3. **主治** 阳虚内寒型子宫内膜异位症。症见行经前后或经期小腹冷痛，得热痛减，伴经血量少，色黯有块，畏寒肢冷，面色青白，乏力，严重时面色苍白，大汗出，四肢湿冷，舌胖大、质淡黯或有瘀点，苔薄白或水滑，脉沉。

4. **用法及临证加减**

（1）其他证型子宫内膜异位症：司徒教授尤擅治疗阳虚内寒型子宫内膜异位症。但对于肝郁气滞血瘀型、寒湿凝滞型、气血虚弱型和肝肾虚损型子宫内膜异位症的治疗也有丰富的临证经验。

①气滞血瘀型：症见月经前下腹胀痛拒按，连及胸胁，经量少而色紫黑，间有血块，血块下则痛减，乳房胀痛，舌质紫黯，有瘀点瘀斑，脉沉涩。治宜理气活血、化瘀止痛。代表方血府逐

瘀汤、膈下逐瘀汤。药用桃仁、红花、当归、川芎、赤芍、三棱、莪术、柴胡、香附等。

②寒湿凝滞型：症见月经前或经期下腹冷痛，得热痛减，月经常延后，色黯有块，形寒肢冷，面色苍白，舌黯滞，苔白，脉弦紧。治宜温经化瘀止痛。代表方可予《妇人大全良方》温经汤、少腹逐瘀汤。药用吴茱萸、肉桂（后下）、干姜、川芎、蒲黄（包煎）、五灵脂（包煎）、当归、赤芍、延胡索、没药、桃仁、红花、香附等。

③气血虚弱型：症见月经中、后期小腹绵绵、隐隐作痛，按之痛减，经色淡红，质清稀，面色苍白，唇淡，精神倦怠，头晕目眩，腰酸乏力，大便溏等，舌淡苔薄，脉细弱。代表方桃红四物汤加黄芪、党参、白术等。药用桃仁、红花、熟地黄、当归、川芎、赤芍、党参、白术、黄芪等。

④肝肾虚损型：症见经期或经后小腹坠痛、腰酸腿软、头晕耳鸣、月经先后无定期，量或多或少，不孕，舌黯滞，脉沉细而涩。治宜补益肝肾、活血化瘀。代表方肾气丸合失笑散。药用熟地黄、山药、制附子（先煎）、肉桂（后下）、山茱萸、菟丝子、枸杞子、鹿角片（先煎）、蒲黄

（包煎）、五灵脂（包煎）等。

（2）子宫内膜异位症痛经：经期需改善血瘀状态，从而减轻痛经的发作。司徒教授临证时常以活血止血止痛之法，常用药有三七（冲服）、蒲黄（包煎）、丹参、延胡索、五灵脂（包煎）、海螵蛸等，兼寒热征象者，分别酌加温经止血药或凉血止血药。可配合院内制剂蒲田胶囊（组成：蒲黄、三七、血余炭、延胡索等，由广东省中医院制剂室提供）内服。

（3）子宫内膜异位症不孕：对于年轻、轻度及Ⅰ期、Ⅱ期的子宫内膜异位症不孕患者，司徒教授常运用滋水培土调周法进行治疗。

行经期治以活血止痛、化瘀止血。痛经重者，常用通瘀煎合失笑散加减［组成：白芍、当归、蒲黄（包煎）、五灵脂（包煎）、延胡索、红花、乌药、青皮、木香、香附、羌活］。寒凝作痛者加吴茱萸；血热血燥者加栀子、牡丹皮、赤芍；恶心、呕吐者加法半夏，兼可散结消癥；兼腰酸痛者，加杜仲或桑寄生。经量过多、经期延长，多用四物汤合举元煎加减（党参、白术、升麻、熟地黄、当归、白术、白芷、丹参、续断），酌加藕节、三七化瘀止血，使血止而无留瘀之弊；或加墨旱莲、海螵蛸、仙鹤草收敛止血；血热者，改熟地黄为生地黄，加地榆、茜草凉血止血。此期亦可配合蒲田胶囊，改善患者痛经及月经过多症状。

经后期治以滋肾填精、化瘀消癥。司徒教授多用内异助卵方（熟地黄、山茱萸、白芍、女贞子、补骨脂、沙苑子、百合、茯神、石斛、郁金、防风）促进卵泡发育、内膜生长。若伴有结节、包块者，常伍以渐消缓散之品，如生鸡内金、浙贝母、生牡蛎、猫爪草、夏枯草、青皮，用药不可过于峻烈，少佐即可；大便不畅会加重盆腔的血瘀状态，常加入桃仁、决明子、柏子仁等以达到通腑逐瘀之效；对术后初期患者，常加入毛冬青或白花蛇舌草抗感染、防粘连，改善盆腔环境。

经间期治以温肾助阳、利气通络。需配合B超监测卵泡情况指导用药。B超监测卵泡直径≥18mm、内膜厚度≥8mm时始服内异促排方（组成：菟丝子、桑椹、白芍、桑寄生、补骨脂、沙苑子、淫羊藿、郁金、枳壳、皂角刺、羌活）。

经前期治以补肾健脾，佐以宁心安神。临床

常根据B超检测结果或基础体温指导用药，基础体温上升2天后始服助孕1号方（组成：菟丝子、桑寄生、续断、墨旱莲、女贞子、党参、白术、茯苓、白芍、茯神、酸枣仁）。

【学术思想及理论基础】

司徒教授认为子宫内膜异位症的基本病理变化为瘀血，并提出瘀血的形成与素体羸弱、经期产后调摄不慎、外邪入侵、房事不节、情志内伤、医源性损伤等相关。瘀血阻滞是本病的基本病机，但具体又需细分为阳虚血瘀、寒凝血瘀、气滞血瘀、热灼血瘀、气虚血瘀、肾虚血瘀等，不能一概而论。根据内异症患者痛经多喜温喜按，伴有四肢厥冷、冷汗淋漓等特征，司徒教授认为内异症成因最终多与阳气不足、失于温化、冲任不畅有直接关系。肾阳乃一身阳气之根本，且冲任之本在肾，肾阳虚失于温煦，致冲任、胞宫虚寒，气血运行不畅，阻滞胞宫冲任而致病。因此，司徒教授认为阳虚是内异症最常见的重要病因，是导致瘀血形成的主要诱因。

参考文献

[1] 黄艳辉,司徒仪.司徒仪教授治疗子宫内膜异位症特色浅析[J].湖北中医药大学学报,2015,17(3):95-97.

[2] 王亚楠,梁雪芳.司徒仪教授治疗子宫内膜异位症痛经经验[J].河北中医,2020,42(4):491-495.

[3] 程思,许明桃,梁雪芳.司徒仪治疗子宫内膜异位症不孕经验[J].安徽中医药大学学报,2018,37(2):40-43.

二十三、谈勇

谈勇教授简介

传承国医大师夏桂成教授的学术思想，提出“滋阴补阳方序贯法”，即将四期调周法简化为二期调周法，强调经后、经前两期阴阳有序而顺利地消长，在辅助生殖领域取得了卓著的成绩。

谈教授认为，子宫内膜异位症系心—肾—子宫轴功能紊乱，心肾不交所致。病机为肾虚气弱，正气不足，瘀血浊液流注于胞络胞脉之中，泛溢于子宫之外。以滋阴补阳方序贯治疗内异症，经后期予滋阴方，经前期予补阳方。

子宫内膜异位症

1. **验方**　内异消癥方。

2. **组成**　党参、黄芪、茯苓、鬼箭羽、土鳖虫、木馒头、皂角刺、贯众、海藻、昆布、夏枯草、炒当归、紫丹参、生山楂等。

3. **主治**　肾阴虚兼心阳虚子宫内膜异位症。

4. **用法及临证加减**

（1）对于体质健壮，以痛经症状为主的青年患者，治以消癥止痛、行气活血为主，自拟“内异消癥方”。

（2）二期调周法：经后期当滋阴养血，以滋阴方加减，药物组成如当归、白芍、熟地黄、山药、菟丝子等。除滋阴补肾外，常加入钩藤、莲子心、合欢皮、酸枣仁、茯神等宁心安神的药物，以及生山楂、赤芍、石见穿等活血散瘀之品。全方滋肾宁心，散瘀消癥。

经前期阳长不足，以肾阳虚及脾肾阳虚为主，故补肾助阳，以助阳方加减，药物组成如川续断、杜仲、紫石英、巴戟天等。可加入龙骨、龙齿、琥珀等镇心安神。对于以促孕为目的的患者，可加山茱萸、菟丝子、芡实等偏于敛藏安神的药物。诸药合用，温阳化浊、理气止痛。

（3）对症用药：久病失调，情志失常，导致心肝火旺，可加入柴胡、香附、郁金、青龙齿、紫贝齿等，入心肝经，疏肝理气，清心除烦。对于平素脾胃功能虚弱的患者，更宜注意顾护脾胃，减少活血化瘀药尤其是虫类药的应用，可选健固汤、香砂六君子汤加减。

（4）外治法的应用：非经期，少腹热敷内异消癥方药渣，并配合中药灌肠方（败酱草、三棱、莪术、桃仁、荔枝核、土鳖虫、石见穿、桂枝、垂盆草）。

（5）反向添加：若行GnRH-a治疗后出现潮热、盗汗、烦躁、失眠等低雌激素症状，此为肾阴不足，心肾不交，可行中药反向添加疗法，方选清心滋肾汤加减（组成：黄连、煅龙骨、煅牡蛎、钩藤、紫贝齿、莲子心、怀山药、熟地黄、茯苓、山萸肉等），益肾宁心安神。

【学术思想及理论基础】

谈教授认为子宫内膜异位症系心—肾—子宫轴功能紊乱，心肾不交所致。病机为肾虚气弱，正气不足，瘀血浊液流注于胞络胞脉之中，泛溢于子宫之外，并随着阴阳的消长而转化发作。阴不足，不能上济于心，心火亢盛；肾阳不足，心阳无以振奋，心火独旺在上，下劫肾阴；心阳不足，不能下温肾阳，至此恶性循环，导致心—肾—子宫轴紊乱，阴阳转化失常，冲任气血失调，瘀滞于内，形成癥瘕。针对内异症患者，若一味应用活血化瘀药物，仅能缓解一时疼痛，不能根治该疾，应抓住子宫内膜异位症病变的本质，从心肾论治，紧扣辨证论治、治病求本、标本兼治的中医诊治思想，施行个体化治疗，恢复心—肾—子宫轴的阴阳平衡，使得冲任通畅，气血和调。

参考文献

[1] 周婷婷，谈勇.谈勇教授治疗子宫内膜异位症经验撷要[J].中医药学报,2019,47(3):74-77.

二十四、王成荣

王成荣教授简介

川派中医名家，四川省首届十大名中医。在首先明确西医诊断前提下，再根据中医四诊辨证论治，并针对西医诊断的不同疾病病种，分别采用西医治疗、中医治疗或中西医药分阶段、同时治疗；用药强调简、便、效、廉。

王教授创新性地提出子宫内膜异位性疾病“火热瘀结”的病机观点，确立了“清热解毒、化瘀散结”治则，常选择自拟“白莲散结汤”“清化汤”治疗本病。

子宫内膜异位症/子宫腺肌病

1. **验方**　白莲散结汤；清化汤。

2. **组成**

（1）白莲散结汤：白花蛇舌草、半枝莲、皂角刺、莪术、土鳖虫、仙茅、淫羊藿。

（2）清化汤：小蓟、马齿苋、黄芩、地榆、白花蛇舌草、桃仁、川牛膝、枳壳。

3. **主治**　火热瘀结型子宫内膜异位性疾病。

4. **用法及临证加减**　子宫内膜异位症及子宫腺肌病非经期均需清热化瘀散结，方选自拟“白莲散结汤”。因子宫腺肌病常致月经量多，经期需清热化瘀凉血，方选自拟方“清化汤”。

【学术思想及理论基础】

王教授提出子宫内膜异位性疾病的病因、病机为“火热致瘀”。他认为火热、血瘀互为因果，形成恶性循环。首先，火热炽盛，脉络受伤，迫血妄行，络破血溢成瘀；其次，瘀血既是病理产物，又是致病因素，即瘀血壅阻日久，使脏腑功能和气血运行失常，致体内的生理或病理产物不能及时排出，蕴积体内过盛，日久可郁滞而化火生热。火热、血瘀二者相互滋生，形成恶性循环，致使子宫内膜异位性疾病病程缠绵不愈、复发率高、临床难以根治。依据本病“火热致瘀”的病因、病机，确立“清热解毒、化瘀散结”的治则。

参考文献

[1] 曹亚芳,王成荣.名老中医王成荣诊治子宫腺肌病经验探析[J].四川中医,2022,40(4):9-12.

[2] 严春玲,王辉,董岷皪,等.王成荣治疗子宫内膜异位症“火热致瘀”理论探讨[J].四川中医,2009,27(6):2-3.

二十五、王大增

王大增教授简介

上海市名老中医，学术上主张治疗妇科病应重在治肝，注重对气血和冲任的调整；倡导中医妇科现代化，主张疾病的辨证论治和病理生理相结合；首创化瘀通腑法治疗子宫内膜异位症，清心平肝法治疗围绝经期综合征。

王教授认为子宫内膜异位症既是下焦的血瘀证，又与下焦腑不通密切相关。“气行则血行”，“下焦”腑气通畅则气机趋于调畅，“瘀血证”也随之减轻、缓解和消除。基于此，王教授倡导以益气活血、化瘀通腑法为主治疗子宫内膜异位症。

（一）子宫内膜异位症

1. **验方** 内异片。

2. **组成** 黄芪、党参、桃仁、大黄、鳖甲、米醋等。（上海中医药大学附属龙华医院制剂）

3. **主治** 气虚血瘀、腑气不通型子宫内膜异位症。

4. **用法及临证加减**

（1）常规疗法：口服内异片以益气化瘀、化瘀通腑，每次5片，每天3次。

（2）辨症施治

①对于经行腹痛严重的患者，在月经来潮时服用当归9g，丹参9g，川芎4.5g，川牛膝9g，制香附9g，赤芍9g，泽兰叶9g，血竭粉1g（吞服）。一般在经前1～2天开始服用，连续服用5天。如经血不畅、剧痛难忍者，可酌加红花4.5g，桃仁9g；月经过多者加用化瘀止血的炒蒲黄9g（包煎），三七粉1g（吞服）；如兼畏寒、经色淡者，加桂枝3g；腹冷便溏者，加吴茱萸3g，艾叶3g；有后重者，加木香6g。

②经净后，平时有盆腔痛、肛门坠胀、大便

秘结者，处方为肉桂3g（后下）或桂枝9g，赤芍9g，川牛膝9g，茯苓15g，牡丹皮9g，丹参12g，琥珀粉1g（吞服），桃仁泥9g，鳖甲9g（醋制），大黄3g（后下）。对于病久正气不足者，加党参9g，炙黄芪12g，生白术12g。

【学术思想及理论基础】

王大增教授经过长期的临床观察和研究，认为子宫内膜异位症病变部位主要在“下焦”（盆腔），其根据子宫内膜异位症的病理变化是异位内膜在卵巢激素的周期性变化影响下产生出血，“离经之血”瘀积于“下焦”，刺激周围组织（肠、输卵管、卵巢、子宫及韧带）形成粘连，发生纤维化，聚集成结节，从而导致患者出现进行性加剧的痛经、肛门坠胀、盆腔痛和不孕等症状，以及卵巢包块固定、后穹隆触痛性结节等体征。由于重力作用，“离经之血”易发生于子宫直肠陷凹、宫骶韧带及直肠阴道隔，造成子宫和直肠，以及子宫和卵巢、输卵管、肠曲的粘连，严重影响了“下焦”腑气之通畅，故临床常见患者有痛经、盆腔痛、肛门坠胀、少腹胀痛和里急后重、便秘等症状，“下焦”腑气失畅，反过来又会影响“下焦”的气血运行，从而加重“下焦”瘀血的程度，形成恶性循环。所以，子宫内膜异位症既是下焦的血瘀证，同时又与下焦腑气的畅通关系密切。王教授非常注重下焦腑气的畅通，认为“气行则血行”，“下焦”腑气通畅则气机趋于调畅，“瘀血证”也随之减轻、缓解和消除。为此，根据“血瘀宜化，腑气宜通”的治则，王教授倡导以益气活血、化瘀通腑法为主治疗子宫内膜异位症，正如《内经》所云：“其高者，因而越之；其下者，引而竭之。”

（二）子宫内膜异位症术后

1. **验方**　四逆散加减。

2. **组成**　柴胡、白芍、枳实、炙甘草。

3. **主治**　子宫内膜异位症术后复发，或虽无复发病灶出现，但仍有明显痛经等子宫内膜异位症特有证候的患者。且存在病程较长、反复不愈、心理负担较重的特点。证属血瘀伴肝气郁结者。

4. **用法及临证加减**　月经量少，经前可用活血化瘀之药，四逆散加丹参、香附、益母草、延胡索等；经后则加用何首乌、玄参滋养肝阴，白术、木香、砂仁理气止痛，兼可防肝郁乘脾，脾失健运诸证。如遇下腹包块较大，盆腔粘连较严重者，则王教授常用四逆散加牡蛎、大黄、海藻等软坚散结、破瘀下血之品。

【验案举隅】

孙某，40岁，2007年8月行右侧附件切除术加左侧子宫内膜异位囊肿剥离术，近半年来月经提前，量一般，略有腹痛，腰骶酸痛。B超显示子宫右后方液性包块6cm×4cm×3cm，内见分隔光带。舌红，苔少，脉弦数。证属肝郁气滞，瘀阻下焦。治拟疏肝理气，活血祛瘀。

2007年10月6日初诊，王教授予柴胡6g，枳实9g，甘草6g，白芍15g，白术9g，陈皮9g，升麻6g，黄芪15g，丹参9g，香附9g，决明子15g。7剂，水煎服。

后予理气通腑、活血化瘀中药：柴胡6g，枳实9g，甘草6g，白芍15g，黄芪15g，肉桂3g，制大黄9g，桃仁9g，土鳖虫9g，海藻9g。7剂，水煎服。

数诊过后，患者下腹胀痛好转，月经量增多，B超示腹部包块缩小一半。

按：本案患者有子宫内膜异位症病史，曾于2007年在腹腔镜下行右侧附件切除术加左侧子宫内膜异位囊肿剥离术。平素性情易于怫郁，加之手术刀刃损伤气血，致肝郁气滞，瘀阻下焦。予四逆散为主方疏肝达郁，调理冲任。白术、陈皮健脾除湿，升麻升提阳气，黄芪益气扶正，香附辛香而性平，为气中之血药，理气解郁、调经止痛之妙物，李时珍喻之为“气病之总司，女科之主帅”。《妇人明理论》云：“一味丹参，功同四物。”王大增教授喜以丹参、香附相配伍，增强活血养血行气之效；决明子清泻肝热，加以润肠通腑。奏效后二诊，再予四逆散加制大黄、桃仁、土鳖虫、海藻以增强活血化瘀、散结消癥之力，使腑气得通，而腹痛胀气诸症消除。

参考文献

［1］上海市中医文献馆.跟名医做临床·妇科难病2［M］.北京:中国中医药出版社,2011:16-18.

［2］李佶,王大增,张绍芬,等.内异片治疗子宫

内膜异位症的临床观察［J］.上海中医药杂志,2006(7):51-53.

［3］汤倩珏,王珍贞,吴胜男.王大增教授治疗子宫内膜异位症术后病症［J］.吉林中医药,2014,34(4):358-360.

二十六、王法昌

王法昌教授简介

鲁南王氏妇科流派第二代代表性传承人。王教授治疗妇科病以调心脾、补肝肾立法，强调疏肝解郁，勿忘滋阴养血，以防疏肝用而伤肝体。辨证用药特点为阴阳双调、寒热并用、气血兼顾、攻补兼施，善于反佐。

王教授认为肾虚所致的瘀血阻滞下焦是本病的主要病因，子宫内膜异位症为本虚标实之病。

子宫内膜异位症

1. **验方**　内异Ⅰ号方；内异Ⅱ号方。

2. **组成**

（1）内异Ⅰ号方：丹参30g，赤芍10g，五灵脂10g（包煎），蒲黄10g（包煎），三棱8g，莪术8g，牛膝10g，香附10g。

（2）内异Ⅱ号方：淫羊藿10g，巴戟天10g，桑寄生15g，桂枝10g，桃仁10g，茯苓15g，当归10g，赤芍10g，丹参30g。

3. **主治**　肾虚血瘀型子宫内膜异位症。

4. **用法及临证加减**

（1）经前及经期：经前及经期以活血祛瘀、通络止痛为主，予内异Ⅰ号方治疗。若小腹疼痛较甚者，加血竭、土鳖虫化瘀消癥止痛；经行少腹胀重于痛者，加乌药行气止痛；月经量多夹血块者，加茜草化瘀止血。

同时，王教授强调辨证论治，依据患者的不同证型处以不同方药，并不单一套用内异Ⅰ号方。

若经期感受寒湿之邪，或嗜食生冷，致经行

少腹冷痛，得温则舒，伴恶心呕吐、舌苔白、脉弦紧者，当辨证为寒凝血瘀证，治宜温经散寒、活血祛瘀。自拟温少汤。药用炒小茴香10g，乌药10g，蒲黄10g（包煎），五灵脂10g（包煎），川芎10g，白芍10g，肉桂3g，香附10g，清半夏10g。

若素体虚弱，症见倦怠乏力，月经量多、色淡红，经行腹痛下坠，按之则舒，舌边有齿痕，苔薄白，脉沉弱者，证属气血不足，治宜补气养血，佐以活血祛瘀，方用圣愈汤加升麻10g，香附10g，桂枝10g，炒艾叶10g，蒲黄15g（包煎）。

（2）经后期：经后以补肾祛瘀为主，治以内异Ⅱ号方。

（3）外治法的应用：王教授治疗子宫内膜异位症常配合中药滴肛疗法。取丹参30g，桃仁15g，红花10g，蒲公英30g，益母草15g，泽兰10g，黄柏10g，牛膝15g，肉桂6g，没药8g，水煎300mL，过滤后，用输液管插入肛门滴注，每分钟40滴，药温39～40℃。

【学术思想及理论基础】

王教授认为，本病多因气滞、气虚、肾虚、

寒凝、手术等因素，导致脏腑功能失调，气血失和，血液离经，瘀血停聚，络脉不通，发为痛经；瘀滞日久，影响胞脉胞络，冲任失调，导致不孕。据“肾主生殖”“胞脉系于肾”的理论，结合患者临床表现，王教授认为本病是以肾虚为本，血瘀为标，属本虚标实证。临证常分期治疗，经期以活血化瘀、通络止痛为主；非经期治以补肾祛瘀。

参考文献

[1] 马惠荣.妇科疾病[M].北京:中国中医药出版社,2009:316-317.

[2] 孙健.王法昌治疗子宫内膜异位症经验[J].山东中医杂志,1999(8):374.

二十七、王子瑜

王子瑜教授简介

第一批全国老中医药专家学术经验继承工作指导老师，享受国务院政府特殊津贴。王教授认为“肝肾为女子之先天”，提出妇科病重在调经补肝肾、理气为先，治疗需根据月经不同时期调整用药；调经需重脾胃，以滋化源。临证重视运用“审证求因”“辨病与辨证相结合”“四诊合参”等理论。

王教授认为子宫内膜异位性疾病病位多在胞宫、胞脉，基本病机为瘀血内阻冲任胞宫，在治疗中强调攻补兼施，标本同治，以活血化瘀消癥为基本治疗大法。在审证求因的基础上或加以疏肝行气止痛，或温补先天，以达到鼓动元气、扶正祛邪的目的。

子宫内膜异位症/子宫腺肌病

1. **验方** 异位痛经丸；圣愈汤加减方。

2. **组成**

（1）异位痛经丸：丹参、桃仁、延胡索、莪术、水蛭、乌药、乳香、没药、肉桂等10余味。

（2）圣愈汤加减方：熟地黄20g，白芍15g，川芎8g，党参20g，当归15g，黄芪18g。

3. **主治** 血瘀型子宫内膜异位性疾病，以痛经为主症者。症见患者腹痛拒按，可扪及有形包块或结节等，经血夹有血块，舌质黯，脉弦涩。

4. **用法及临证加减** 气滞血瘀者治以行气活血止痛，多在活血药基础上加用乌药、香附、乳香、没药、木香等行气药物；寒凝血瘀者治以温经散寒止痛，多加用桂枝、肉桂、干姜、川乌、小茴香、吴茱萸等温经散寒之品。

经前和经行初期，治宜活血化瘀，消癥散结，祛瘀生新，方用异位痛经丸。痛甚加蜈蚣粉、急性子、血竭粉、琥珀粉、延胡索粉，月经量多者加三七粉、炒蒲黄、贯众炭、地榆炭，肛门坠痛加荔枝核，经血夹块加石见穿、莪术，子宫腺肌病加苏木、皂角刺、海藻、生牡蛎，四肢厥冷加制川乌头，恶心呕吐加吴茱萸、川椒、砂仁，合并卵巢子宫内膜异位囊肿者加桂枝茯苓丸，腰痛者加生杜仲，腹胀明显者加川楝子、制香附，经前乳胀者加橘叶、橘核。

经后治宜益气养血，方选圣愈汤加减方或中成药八珍益母丸。肥胖者加丹参15g，枳实15g，白术15g；纳差加砂仁6g；腰痛者加续断15g，杜仲15g，菟丝子20g；大便干加肉苁蓉15g，女贞子15g；痤疮加刺蒺藜10g，蒲公英15g；输卵管不通加王不留行15g，阳虚者加巴戟天10g，石楠叶10g；耳鸣者加灵磁石15g，大便不成形者加白术15g；合并不孕，在排卵期，加用补肾活血促排卵药物蛇床子、紫石英；伴盆腔炎，带下量多色黄者，加牡丹皮、鱼腥草、黄柏。

【学术思想及理论基础】

王子瑜教授认为，子宫内膜异位症病机本质为冲任气血运行不畅，瘀血阻滞胞宫、胞脉。异位内膜脱落出血，形成“离经之血”，离经之血积聚于局部，则成“瘀血”。瘀血为病理产物，又反过来成为致病因素，导致患者腹痛拒按，可扪及有形包块或结节等，经血夹有血块，舌质黯，脉弦涩。因此，王教授认为瘀血是导致子宫内膜异位症症状和体征的关键。

瘀血成因又有虚实寒热的不同，如气滞血瘀、寒凝血瘀、热郁瘀阻、湿热瘀结、气虚血瘀、阳虚血瘀、肾虚血瘀等，故在活血化瘀的同时，应详审造成瘀血的原因，或疏肝行气，或温经散寒，或清热凉血，或利湿化痰，或健脾益气，或温阳补肾等，以达到治病求本的目的。

王教授认为子宫内膜异位症的病因多责于以下几点：①肝气不疏，气滞则血瘀；②经期或产后血室正开，生活起居不慎，感受寒邪，血为寒凝。总以气滞血瘀、寒凝血瘀为多见。在治疗中强调攻补兼施，标本同治，总以活血化瘀消癥为基本治疗大法；在审证求因的基础上或加以疏肝行气止痛，或温补先天，以达到鼓动元气之效。

参考文献

[1] 张丽.王子瑜教授治疗子宫内膜异位症痛经的

经验总结［D］.北京：北京中医药大学,2007.

［2］张春玲,宋昌红.王子瑜教授治疗子宫内膜异位症经验［J］.河北中医,2006(6):409-410.

［3］吴大真.现代名中医月经病治疗绝技［M］.北京:科学技术文献出版社,2006:165-167.

二十八、魏绍斌

魏绍斌教授简介

四川省名中医，全国名老中医药专家学术经验继承工作指导老师。注重辨证施治，内外合治。善用补肾益气养血或滋肾养阴凉血调治月经疾病，善从清湿化瘀治疗慢性盆腔炎、子宫内膜异位症、不孕症，善予补肾益精治疗围绝经期疾病，形成专病专药、多途径给药等治疗方法。

结合四川盆地气候湿热的特点，魏教授提出子宫内膜异位症“湿热瘀结”的病机学说。治疗以化瘀散结消癥、解毒利湿为主。

子宫内膜异位症/子宫腺肌病

1. **验方** 消癥汤；四逆金铃失笑散；蒲翘消瘰失笑散。

2. **组成**

（1）消癥汤：蒲公英15g，连翘15g，玄参15g，生牡蛎30g（先煎），浙贝母15g，蒲黄15g（包煎），五灵脂10g（包煎）。

（2）四逆金铃失笑散：柴胡10g，白芍15g，枳壳10g，炙甘草6g，延胡索15g，炒川楝子10g，蒲黄15g（包煎），五灵脂10g（包煎）。

（3）蒲翘消瘰失笑散：蒲公英15g，连翘15g，玄参15g，生牡蛎30g（先煎），浙贝母18g，蒲黄15g（包煎），五灵脂10g（包煎）。

3. **主治** 湿热瘀结型子宫内膜异位症/子宫腺肌病。

4. **用法及临证加减**

（1）分期论治：经期以行气止痛、化瘀止血为首要，方选四逆金铃失笑散。若经行腹痛明显，加姜黄、没药活血行气止痛；下腹及腰骶刺痛难忍，加苏木、制没药、制乳香增强活血祛瘀定痛之力；经行量多夹块，酌加三七粉、大黄炭、焦山楂化瘀止血止痛；经血量多、色红者，加寒水石凉血止血；若素体阳虚，小腹冷痛，加用小茴香、乌药、桂枝；阴道出血量多，伴见倦怠乏力者，加党参、黄芪益气固冲止血。

非经期以化瘀散结消癥、解毒利湿为主。

子宫内膜异位症方选消癥汤。若异位病灶明显，则重用鳖甲、荔枝核、橘核、皂角刺、鸡内金、牡蛎、瓦楞子软坚散结，加淫羊藿、桂枝温阳散结；子宫增大明显者，加土鳖虫，重用炙鳖甲可达30 g；气虚明显者加用党参、黄芪。

子宫腺肌病方用蒲翘消瘰失笑散加减。若子宫增大明显，加土鳖虫、炙鳖甲、荔枝核、橘核，增强消癥散结之力；经量多、年过“六七”或无生育要求者，可加用紫草、白花蛇舌草凉血解毒，金樱子酸涩收敛以减少经量；兼见带下量多、色黄者加苍术、茯苓、薏苡仁健脾除湿；腹胀加广木香、鸡矢藤行气消胀止痛；久病及肾，伴见腰酸痛者，加怀牛膝、续断补肾强腰止痛；兼有大便干结、小便黄，加用桔梗、冬瓜子，宣肺通便，除湿利水；久病耗伤正气者，酌加党参、黄芪益气扶正祛邪。

（2）子宫内膜异位症痛经：若患者以痛经为主症，可选上方，亦可选用生蒲黄、五灵脂、延胡索、乳香、没药、忍冬藤（银花藤）、大血藤、虎杖等化瘀清湿止痛之品。

（3）子宫内膜异位症不孕：对以月经不调、不孕为主的患者，分阶段、顺应周期、调经助孕治疗。经期则行气化瘀、清湿止痛；在经净至排卵期补肾活血祛湿以针对病机，药选巴戟天、覆盆子、淫羊藿、泽兰、薏苡仁、大血藤之类；排卵后则补肾益精，养血调经，以利卵巢黄体功能的维持和孕卵着床、发育，常选用桑寄生、菟丝子、巴戟天、续断、肉苁蓉、当归、丹参等。症状较重者可先予西药治疗，体征明显者，先予手术治疗，再配合中药调经助孕。

（4）卵巢子宫内膜异位囊肿：应以包块的大小决定治疗的方式，大于5cm者应以手术治疗为主，术后配合中药行气活血、化瘀清湿，以预防复发，用药如三棱、莪术、丹参、蒲公英、虎杖、大血藤等；若盆腔包块小于5cm，以消癥汤为主方治疗。

5. 应用中成药及外治法

（1）非经期主张配合口服内异康复片（系成都中医药大学附属医院院内制剂，由大血藤、半枝莲、制大黄、桃仁、土鳖虫、三棱、莪术、薏苡仁等药物组成）以解毒除湿、化瘀止痛、消癥散结，4片，每日3次，3个月为1个疗程。经期以独一味胶囊活血止痛、化瘀止血，每次3粒，口服，每日2~3次，3个月为1个疗程。

（2）直肠给药：常采用妇安宁栓（系成都中医药大学附属医院院内制剂，由蒲公英、黄柏、赤芍、没药、血竭等药物组成）塞肛以利湿解毒，每次1粒，每日1～2次，3个月为1个疗程。

（3）中药封包外敷：非经期湿热瘀结封包外敷，成分为透骨草、大血藤、败酱草、丹参、赤芍、三棱、莪术、连翘、乳香、没药、苍术、白芷，每日1次，3个月为1个疗程。

（4）艾灸：非经期艾灸关元、气海、神阙，以缓解疼痛，5日1次。

（5）耳针：辅以耳穴（肝、肾、脾、子宫、交感）以止痛，5日1次。

【学术思想及理论基础】

魏教授认为子宫内膜异位性疾病的病理实质为“离经之血”聚而成瘀，阻滞冲任胞宫所致，故本病核心病机是“瘀血阻滞冲任、胞宫”。瘀血内阻，瘀为有形之邪，阻滞气机，气滞则水停，聚而成湿，湿又困阻气机，气血运行受阻，滞而成瘀，如此反复，则渐成积且反复难消。魏教授认为，瘀血内阻，日久化热，加之有形之瘀阻滞气机，气滞则水停，结合四川盆地湿热气候的特点，提出“湿热瘀结”的病机学说。因此类病多为慢性，时间迁延日久，未得及时治疗，以致积久而化热，瘀热不散，化而为毒。故魏教授瞻前圣之不足而合当今临床之所见，提出“瘀毒内停，湿热瘀结，积久成癥”之病机，以清热解毒利湿、化瘀消癥除积为大法，临床疗效颇佳。其认为非经期气血藏而不泻，血海逐渐充盈，气血聚集加重癥瘕宿疾，故当化瘀散结消癥、解毒利湿以治其本；行经之时，气血变化最为剧烈，血海由满而溢，瘀血内阻，气机阻滞，致经血外泻不畅，不通则痛，故经期小腹疼痛，此时当以行气止痛、化瘀止血为首要。

参考文献

[1] 莫冬梅,王增珍,唐英,等.魏绍斌教授多途径治疗子宫内膜异位症经验撷菁[J].云南中医中药杂志,2016,37(8):12-14.

[2] 张小霞.魏绍斌治疗子宫内膜异位症经验[J].中医文献杂志,2008,26(1):37-38.

[3] 冯婷婷,魏绍斌,张宝成,等.魏绍斌教授治疗子宫腺肌病(湿热瘀结型)的经验介绍[J].四川中医,2012,30(11):4-6.

[4] 王妍,文怡,魏绍斌.子宫腺肌病的辨证思路及中医综合治疗方案探析[J].四川中医,2014,32(3):22-24.

二十九、邬素珍

邬素珍教授简介

广东省首批优秀中医临床人才，擅长运用中医整体观辨证论治，对中医体质辨析、个性化调养有丰富的临床经验，尤其擅长运用中医药辨证调理全身性疾病，以及亚健康、孕育前等身体状态。

邬教授研究子宫内膜异位症20余年，创新论治思路，以活血化瘀为主，配合疏肝补肾之品，运用自拟“内异方”口服及“排毒活血灌肠液”保留灌肠，内外合治，疗效优异。

子宫内膜异位症

1. **验方**　内异方(膏方)。

2. **组成**　丹参15g，桂枝2g，白术7g，红花5g，木香5g(后下)，川续断5g，醋莪术5g，绵茵陈7g，制佛手7g，三七2g，山楂5g，盐菟丝子5g，熟党参7g，甘草2g，鸡内金7g，桑寄生7g，血竭3g，茯苓7g，盐牛膝15g，砂仁2g(后下)。

3. **主治**　肾虚血瘀型子宫内膜异位症。

4. **用法及临证加减**　非经期服用，经期停服，每天1剂，早餐后半小时服用，连续服用3个月。肝郁气滞者，加制佛手、郁金疏肝理气；肾虚为主者，加菟丝子、续断、肉苁蓉、淫羊藿等补肾填精之品；脾虚湿盛者，重用黄芪补气健脾，加白术、茯苓健脾利湿；血瘀盛者，加用炒蒲黄、五灵脂活血化瘀。

岭南地区人们长期处于湿热气候环境之中，机体易受湿热之邪侵袭。因地制宜，邬教授在组方辨证基础上，对于湿热偏盛者，常加广藿香、香薷、荷叶、火炭母等健脾祛湿之品。

此外，邬教授在口服中药的基础上，常加用“排毒活血灌肠液”外用灌肠治疗。本方组成为丹参、血竭、桃仁、莪术、赤芍、虎杖、败酱草、蒲公英、牡丹皮。

【学术思想及理论基础】

邬素珍教授认为，子宫内膜异位症的核心病机为血瘀，病性多为虚实夹杂，以肾虚血瘀证为最常见的证型，故用药以活血化瘀为主，兼顾虚实，注重顾护脾胃、补肾疏肝。自拟“内异方”活血化瘀、软坚散结、理气止痛、补肾固本。

参考文献

[1] 陈霞,邬素珍.邬素珍教授治疗子宫内膜异位症经验总结[J].四川中医,2019,37(7):3-5.

三十、夏桂成

夏桂成教授简介

第二届国医大师，全国老中医药专家学术经验继承工作指导老师。夏教授开创“经间期”学说，填补理论空白；倡导“月经周期与调周期法”，深化调经的“治本”大法，强调治未病理论；并首创肾—心—子宫生理生殖轴的观点，主张肾心合治。

夏教授认为，子宫内膜异位性疾病的病机为肾虚瘀结，以肾阳偏虚为本，血瘀不通为标。主张结合月经各期的生理病理特点，将补肾调周法灵活运用于其治疗过程中，以活血化瘀祛痰治其标，温肾益气治其本。

（一）子宫内膜异位症/子宫腺肌病痛经

1. **验方**　归芍地黄汤；补肾促排卵汤；助阳消癥汤；内异止痛汤。

2. **组成**

（1）归芍地黄汤：炒当归、赤芍、白芍、怀山药、山茱萸、生地黄、牡丹皮、茯苓、怀牛膝、桑寄生。

（2）补肾促排卵汤：炒当归10g，赤白芍各10g，山药10g，熟地黄10g，牡丹皮10g，茯苓10g，山茱萸6～9g，川续断10g，菟丝子10g，鹿角片10g（先煎），五灵脂10g（包煎），红花5g。

（3）助阳消癥汤：丹参10g，赤芍12g，川续断12g，杜仲12g，紫石英（先煎）15g，广木香10g，延胡索10g，五灵脂10g（包煎），生山楂10g，肉桂5g（后下），石见穿12g。

（4）内异止痛汤：紫贝齿（先煎）、钩藤（后下）、当归、赤芍、五灵脂（包煎）、莪术、延胡索/川续断各10g，肉桂3g（后下），全蝎、蜈蚣各1.5g（吞服），木香6～9g。

3. **主治**　阳虚瘀结型子宫内膜异位症/子宫腺

肌病痛经。

4. **用法及临证加减** 对于子宫内膜异位症、子宫腺肌病痛经的论治，夏教授主张结合月经各期的生理病理特点，将补肾调周法灵活运用于治疗过程中。经后期，治以滋阴养血为主，稍佐化瘀，方选归芍地黄汤加减；经间期治以补肾调气血，方选补肾促排卵汤；经前期，治以补肾助阳为主，佐以化瘀消癥之品，方选助阳消癥汤；行经期治以活血化瘀为主，辅以助阳之品，方选内异止痛汤。

对于子宫内膜异位症患者，若经行腹痛而伴经期或经前期乳房胀痛、小腹胀痛拒按者，常兼气滞，故常用柴胡、延胡索、广木香、制香附之类加强理气之功；经行腹痛兼见情绪急躁易怒、乳胀目赤、心烦失眠者，常兼心肝郁火偏旺，常用牡丹皮、栀子以泄心肝偏旺之火；临证阳虚甚而见经行少腹冷痛，经色紫黯，大便溏，腰酸肢冷者，加入鹿角片、制附子、干姜、天山雪莲加强温肾助阳之功；经行腹痛难忍，血块较多，舌紫黯者，加入景天、三七、琥珀粉、土鳖虫、全蝎等加强破瘀消癥止痛之功。

对于子宫腺肌病患者，若伴经行量多者，可

酌加蒲黄炭、五灵脂、马鞭草、茜草、仙鹤草等品以化瘀止血；伴经行量少者，可加桃仁、红花、川芎、川牛膝以活血通经；伴经前乳房胀痛明显者，可加醋柴胡、香附、枳壳、丝瓜络以理气通络止痛；伴小腹冷痛喜温、畏寒肢冷者，加桂枝、乌药、艾叶以温经散寒等。

此外，夏教授提出在经前期宜采取气中补阳、血中补阳的方法，并不单一应用助阳消癥汤，常依据患者的证型灵活变化。若子宫内膜异位症患者罹病日久，多出现阳虚气弱、脾肾不足、气虚下陷的症状，如小腹与肛门坠胀、神疲乏力、大便偏溏等，夏教授认为此多为脾肾气虚，治疗过程中多选用补中益气汤和举元煎，在经前期所用助阳温肾药物中，加入党参、陈皮、木香、升麻等品，有气中补阳之意。临床在常用的补阳方如毓麟珠、右归丸、定坤丹的基础上加入鹿角片、鹿血等血肉有情之品，所谓“血中补阳”，增强阳气推动、运行、化瘀、化浊的作用。

【学术思想及理论基础】

夏教授认为，子宫内膜异位性疾病的病机为

肾虚瘀结，以肾阳偏虚为本，血瘀不通为标。肾阳虚弱，经行感寒，或者经期同房，经行不净，血行不畅，积于子宫，逆流于子宫之外，蕴结于脉络肌肉之间，形成血瘕，并随着肾阴阳的消长而周期性发作，阴长则瘀浊加重，阳长则瘀浊有所化；血瘕阻碍经血排出，故致痛经，迫血妄行，故致月经量多。由于血去而瘀浊留，日久积聚不得温化，反致血瘀加重，形成顽症。在血瘕形成发展的过程中，阳虚之机又常兼夹气滞、气虚。气滞者影响经期瘀浊排出，气虚者有助于血瘕发展，从而加重血瘀内结。夏教授常根据经前期阳长的特点，注重利用阳长的温煦作用，辅以温肾助阳的药物，以求控制和消散子宫之外的瘀血、痰浊等病理产物，使得气血流畅、经脉通利，通则不痛。

（二）子宫内膜异位症不孕

1. **验方**　活血生精汤；补肾促排卵汤；毓麟珠合七制香附丸；内异止痛方。

2. **组成**

（1）活血生精汤：炒当归、赤/白芍、山药、山茱萸、熟地黄各10g，炙鳖甲12g（先煎），红花6g，山楂10g，川续断9g，牡丹皮、茯苓各12g。

（2）补肾促排卵汤：炒当归10g，赤/白芍各10g，山药10g，熟地黄10g，牡丹皮10g，茯苓10g，山茱萸6～9g，川续断10g，菟丝子10g，鹿角片10g（先煎），五灵脂10g（包煎），红花5g。

（3）毓麟珠合七制香附丸：张景岳方。

（4）内异止痛方：肉桂5g，五灵脂（包煎）、三棱、莪术、白芥子、续断、杜仲各10g，延胡索15g，牡丹皮10g，益母草30g。

3. **主治** 阳虚瘀结型子宫内膜异位症不孕。

4. **用法及临证加减**

（1）周期疗法及方药加减：夏教授认为，对内异症性不孕的治疗当活血化瘀祛痰治其标，温肾益气治其本，根据不同的证型灵活用药。经前3天及经期采用因势利导的方法，重活血化瘀，兼以温阳止痛，方选内异止痛方。经前3天服至经期结束。小腹冷痛明显者，加艾叶10g，吴茱萸3g，甚者加制附子6g；小腹胀痛明显者，加醋香附10g，沉香粉3g（冲服）；小腹坠胀明显者，加黄芪15g，炙升麻6g；小腹刺痛，经前黄带多者，加败酱草、薏苡仁、红藤各15g；出血量多者，加血竭6g（冲服），炒蒲黄10g（包煎）或三七粉1.5g（冲服）；痛甚者，加全蝎粉、蜈蚣粉各1.5g（冲服）。经后期治以补肾活血生精、阴中活血法，方选活血生精汤。由于阴长的活动有赖于阳，到了经后中期，必须加入一定量的助阳药，如续断、菟丝子、覆盆子、肉苁蓉等；到了经后中末期，更要加入紫河车、锁阳、巴戟天等。若兼有心肝气郁或痰阻者，暂去熟地黄，加入越鞠丸、二陈汤之类，并结合心理疏导；若兼见脾胃虚弱者，则侧重健脾，常选用参苓白术散以健脾滋阴。排卵期补肾助阳调气血，当患者出现大量蛋清样白带时，应用补肾排卵汤，从经间排卵期服起，至经前前半期结束。经前后半期治以助阳疏肝、理气化瘀，方用张景岳的毓麟珠合七制香附丸。

（2）外治法的应用：配合局部中药灌肠与离子导入。用药包括苏木、赤芍、丹参、皂角刺、三棱、莪术，煎液浓缩后予灌肠治疗，灌肠后再用离子导入法使药液作用于患者腰骶部及腹部疼痛处，药液通过皮肤和肠黏膜直接吸收，直达病所，起效快，止痛效果好。以3个月为1个疗程，一般坚持治疗3～6个疗程可获佳效。

参考文献

[1] 夏桂成.夏桂成实用中医妇科学[M].北京:中国中医药出版社,2009:210.

[2] 王伟,李瑾,谈勇,等.夏桂成辨治子宫内膜异位症特色探析[J].安徽中医药大学学报,2018,37(6):44-45.

[3] 贾丽平,赵可宁.夏桂成论治子宫内膜异位症痛经[J].吉林中医药,2016,36(12):1208-1210.

[4] 孙先航,赵可宁.夏桂成教授治疗子宫腺肌病痛经的临床经验[J].浙江中医药大学学报,2017,41(9):734-737.

[5] 景彦林.夏桂成辨治子宫内膜异位症不孕经验[J].中医杂志,2011,52(21):1822-1823.

[6] 郭红玉,任青玲,胡荣魁,等.国医大师夏桂成辨治子宫内膜异位症不孕症经验[J].时珍国医国药,2022,33(5):1208-1210.

三十一、肖承悰

肖承悰教授简介

第四届国医大师，京城四大名医萧龙友先生之嫡孙女及学术经验传承人，燕京萧氏妇科流派代表性人物。肖教授强调肝脾为主，治肾为要，在长期的临床实践中凝练出“肾—天癸—冲任—胞宫”环路制化理论和“治肾五法”，形成“和合灵动”的治法特色。

在子宫内膜异位性疾病临证诊疗中，肖教授提出“肾阳不足，寒凝血瘀”之病机，主张以温肾散寒活血为基本治法，并强调应坚持标本同治，辨病与辨证相结合、发挥中西医诊疗之优势，常用《太平惠民和剂局方》中胡芦巴丸加减分期治疗。

子宫内膜异位症/子宫腺肌病痛经

1. **验方** 胡芦巴丸合失笑散加减化裁；新拟胡芦巴丸。

2. **组成**

（1）胡芦巴丸合失笑散加减化裁：胡芦巴15g，巴戟天15g，吴茱萸5g，小茴香10g，川楝子10g，生蒲黄12g（包煎），五灵脂12g（包煎），续断15g，川牛膝15g，乌药15g。

（2）新拟胡芦巴丸：胡芦巴15g，巴戟天15g，小茴香10g，乌药15g，续断15g，川牛膝15g，鳖甲15g，延胡索12g，莪术15g，刘寄奴12g，鸡内金15g，浙贝母15g，王不留行12g。

3. **主治** 肾阳不足，寒凝血瘀型子宫内膜异位性痛经。临床常表现为经前期或经期小腹正中或两侧少腹冷痛拒按，呈进行性加重，经期第一二天疼痛剧烈，遇寒加重，得热痛减，腰腹部、臀部及手脚冰凉。

4. **用法及临证加减**

（1）经前期（经前2～3天）及经期：服用胡

芦巴丸合失笑散以温肾散寒，活血止痛。

表1-1　经期及经前期临证加减原则

经期及经前期症状或证候	中药	功效
寒凝重而痛经严重	桂枝、细辛（不宜超3 g，配伍甘草6 g解毒）	温经散寒止痛
瘀血重，症见月经色黯红、夹有血块，舌紫黯且边尖有瘀点，脉沉涩	牡丹皮、丹参、蜈蚣、没药	活血祛瘀
伴经前心烦易怒、胸胁或乳房胀痛等肝郁气滞证	郁金、土茯苓	行气解郁、清热凉血
伴月经量多、色红质稠，舌紫红，脉滑数或涩等湿热内蕴证	茵陈、益母草、绵马贯众	清利湿热
肛门坠胀不适、少气懒言、纳差、便溏等气虚中阳不振证	党参、黄芪、白术、枳壳	健脾益气、补气固冲
夜尿频多	益智仁、山药	健脾温肾

（2）经后期：服用新拟胡芦巴丸以温肾散寒，活血消癥。

表1-2　经后期临证加减原则

经后期症状或证候	中药	功效
久病气虚，症见神疲乏力、面色黯淡明显者	党参、黄芪	健脾益气
腰膝酸软	桑寄生、狗脊	补肝肾、强筋骨
头晕、耳鸣、胁痛	枸杞子、熟地黄	滋补肝肾
肾阳不足而肢冷畏寒明显	肉桂、桂枝	补火助阳、温通经脉
食欲不振、胃脘不适	佛手、鸡内金	理气和胃

（3）结合实验室及影像学检查辅助诊疗：肖教授重视中西医结合，坚持中医辨证与西医辨病相结合，常以患者体征、实验室检查指标及影像学检查辅助诊疗。

表1-3　辨病用药方案详解

体征、实验室及影像学检查	中药	功效
妇科检查扪及囊性包块、触痛性结节或影像学检查提示异位囊肿最大内径大于4 cm	鳖甲、夏枯草、浙贝母、牡蛎	软坚散结、消肿化癥

续表

体征、实验室及影像学检查	中药	功效
合并盆腔炎性疾病，带下量多者	茯苓、薏苡仁	健脾除湿
热毒较盛而见下腹灼痛剧烈、口苦烦渴、带下色黄、味臭秽者	大血藤、败酱草、土茯苓	清热利湿解毒、活血化瘀止痛
伴输卵管卵巢囊肿者	泽兰、路路通、马鞭草、皂角刺、虎杖	活血散瘀、利水消肿
伴输卵管不通者	路路通、枳实	理气通经活络
盆腔炎性疾病后遗症湿热蕴结者，症见下腹胀痛、腰骶部酸痛，带下量多、色黄、味臭秽	自拟“二花二草二藤汤”（金银花、野菊花、败酱草、鱼腥草、忍冬藤、大血藤）	清热解毒祛湿、通络止痛

【学术思想及理论基础】

肖教授临证尤为重视肾阳在女性经、带、胎、产、乳方面的重要作用，认为子宫内膜异位性痛经主要责之不通则痛，病机以肾阳不足为本、寒凝血瘀为标。肖教授提倡标本同治，故针对子宫内膜异位性痛经肾阳不足、寒凝血瘀的病机，提出温肾散寒活血为基本治法，分期论治，经前期及经期侧重止痛，经后期侧重消癥。

附子是治疗阳虚证的常用中药，但附子有效成分乌头类生物碱有毒性成分，炮制或煎煮不当易出现中毒表现，而胡芦巴方便煎煮，经长期临床观察，发现其温阳壮阳、散寒止痛疗效显著，故肖教授临床中常用胡芦巴代替附子以温补肾阳。临证时，肖教授常根据疼痛程度及糖类抗原125（CA125）数值对胡芦巴的应用结合“三阶梯用量”原则，即痛经尚能忍受且CA125数值<100 IU/mL时常用15g；痛经较为剧烈或CA125数值在100～200 IU/mL之间时常用20～29g；痛经难以忍受且CA125数值>200 IU/mL时常用30g，同时加党参、黄芪各30g益气扶正，加蜈蚣3g，醋没药10g，增强活血化瘀止痛之力而缓疼痛之急。

参考文献

[1] 王梦雨,汤玲,马丽爽,等.肖承悰运用温肾散寒活血法治疗子宫内膜异位性痛经经验[J].中医杂志,2023,64(6):550-554.

[2] 马丽然,陆义芹,闫清雅,等.国医大师肖承悰防治滑胎临床经验与验案精选[J].现代中医临床,2023,30(2):26-29.

三十二、徐志华

徐志华教授简介

全国名中医，安徽省名中医，徐氏中医妇科学术流派传人。徐教授临证倡导“妇人多瘀”的学术思想，认为妇女以血为本，血以流畅为贵，主张调气理血、攻补兼施的治疗理念。

徐教授认为，子宫内膜异位症痛经以实证为主，虚证少见，临床当从实论治，辨属气滞血瘀证，常治以理气活血之法，辅以清热凉血之药。

子宫内膜异位症痛经

1. **验方** 内异方/痛经散。

2. **组成**

（1）内异方：当归15g，牡丹皮15g，白芍15g，黄芩10g，山栀子10g，白芥子10g，香附10g，郁金10g，红花10g，莪术10g，三棱10g，延胡索10g，川楝子10g，制没药10g，八月札10g，徐长卿10g。

（2）痛经散：当归、白芍、牡丹皮、红花、香附、郁金、川楝子、莪术、乌药、延胡索各10g，川芎5g。

3. **主治**

（1）内异方主治气滞血瘀型子宫内膜异位症痛经，进行性加重。

（2）痛经散针对各类型子宫内膜异位症，证属气滞血瘀型。

两方辨证要点：①多痛在经前期或经期，以刺痛绞痛为主；②疼痛剧烈难忍，按之不舒；③经血紫黯，有血块；④伴乳胀、易怒，多痛有定处；

⑤舌黯红、有瘀点，苔薄，脉弦。

4. **用法及临证加减** 内异方，痛甚可加生蒲黄（包煎），经量多加拳参。痛经散，痛甚加乳香、没药各5g，生蒲黄10g（包煎）；经量多加陈棕炭、重楼各10g；有热者加黄芩、山栀各10g；有寒者加白芥子10g，炮姜3g；盆腔包块加三棱、橘核各10g。经前3～5天开始服药，一疗程口服7～10剂。

【学术思想及理论基础】

子宫内膜异位症是妇科常见病，其主要症状是痛经，进行性加重。一般辨证，痛在经前属实，痛在经后属虚，经前痛因经血排出不畅，不通则痛；经血排出后，瘀血得消，痛势应缓，但子宫内膜异位症多不能按此规律辨证，因宿瘀内停，经血虽行，仍疼痛不减，且子宫内膜异位症出现的痛经，一般程度较甚，剧痛难忍，故徐教授认为本病辨证以痛的程度为主，痛甚为实，虚证少见，临床从实论治，辨属气滞血瘀证，治以理气活血之法，疗效明显。因方中多性温之行气药，常配以牡丹皮、山栀子等清热凉血之药。

参考文献

[1] 徐志华,罗显民.痛经散治疗子宫内膜异位症30例[J].安徽中医学院学报,1988(4):20.

[2] 徐志华,张文康,梁文珍,等.徐志华[M].北京:中国中医药出版社,2001:93-95.

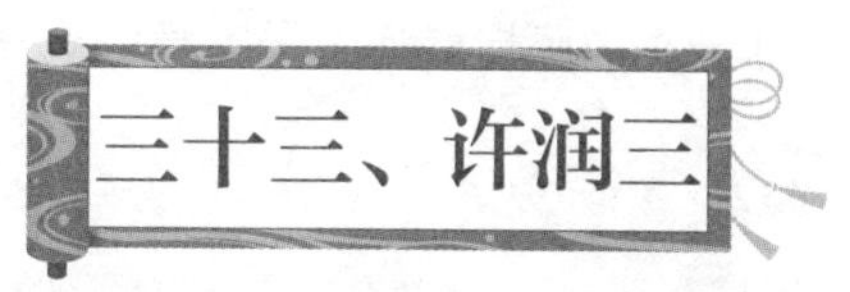

三十三、许润三

许润三教授简介

第三届国医大师，第二届首都国医名师，师从江苏名医崔省三，临床内、妇、儿、外兼擅，尤以善用经方治疗妇科疑难杂病著称。受“张仲景辨证与辨病相结合、张景岳温补肾阳、张锡纯调治奇经”理论的影响，许教授确立了“温肾助阳、温经活血、调补冲任”的学术思想，处方善用温补药物及血肉有情之品。

许润三教授对子宫内膜异位症、子宫腺肌病的诊治有独到的认识，强调血瘀既是病机也是病理产物这一事实，临证注重探求瘀血形成的本质，重视患者年龄、体质、症状的差异，推崇“辨证与辨病结合”“方证相应，攻补兼施”的诊疗思想。

（一）子宫内膜异位症／子宫腺肌病痛经

1. **验方**　内异煎。

2. **组成**　水蛭、生黄芪、何首乌、泽兰、黄柏、急性子、三七粉（吞服）。

3. **主治**　体质良好，月经规律，以痛经为主症的年轻患者。

4. **临证加减**　对于疼痛剧烈、瘀血较重的患者，许教授常处以抵当汤加莪术、三七等，或补阳还五汤去地龙，加用莪术、三七、失笑散。

（二）子宫内膜异位症／子宫腺肌病伴月经过多

1. **验方**　消瘰丸加味。

2. **组成**　玄参、贝母、牡蛎等。

3. **主治**　月经提前、量多，形体消瘦、有瘕的年轻患者。

4. **临证加减**　若患者体胖兼见月经提前、量多，则属虚寒体质，选用桂枝茯苓丸温通化瘀，加三棱、莪术、白英等增强活血化瘀之效。

（三）子宫内膜异位症 / 子宫腺肌病伴慢性盆腔痛、不孕

1. **验方** 四逆散加活血化瘀药物。

2. **组成** 柴胡、赤芍、枳实、炙甘草等。

3. **主治** 以慢性盆腔疼痛、不孕为主症的患者。

【特殊经验用药】

患者B超示卵巢子宫内膜异位囊肿，许教授认为此为内生痰湿兼有血瘀，用药加利湿化痰之品；若卵巢与周围组织粘连固定，则加王不留行、路路通、刺蒺藜等活血通透之品。

子宫内膜异位症合并不孕的患者，子宫输卵管碘油造影显示输卵管迂曲、上举、24小时弥散不佳，许教授认为是痰瘀凝结于少腹，引起盆腔粘连，则加用软坚散结之品。

若内膜异位在宫旁组织，局部纤维组织增生、粘连，日久形成癥痕，则加消瘰丸，软坚散结，软化结节。

子宫腺肌病临床表现为顽固性痛经、月经过多、子宫增大，是为瘀血重证，常加三棱、莪术、

鳖甲、牡蛎增强活血化瘀、软坚散结之力，同时可减少出血量。

对于年龄接近绝经者，许教授常加用知柏地黄丸抑制卵巢功能，促其早日绝经。

子宫内膜异位症和子宫腺肌病属于顽固瘀血为患，久病入络，许教授在诊治中重视虫类药的应用。常选用张仲景抵当汤、下瘀血汤中的水蛭、土鳖虫、虻虫等，以消散顽固瘀血。

患者脾胃功能的强弱不仅影响着患者的体质，同时还会影响对药物的吸收。许教授遇到脾胃虚弱的患者，均以调理脾胃为先，常用参橘煎、附子理中汤、藿朴夏苓汤等方剂顾护脾胃。此外，处方中常加用黄芪、党参等补益药，以匡扶正气，达到“祛邪不伤正，养正积自除”的目的。

【学术思想及理论基础】

病因病机：许教授认为子宫内膜异位性疾病的病因病机虽与瘀血有直接关系，但处方用药不能单纯考虑血瘀。须知血瘀既是病机也是病理产物这一事实，瘀血的形成与气滞、肾虚、脾胃、冲任的因果关系须认真思辨。许教授认为本病的加重、缓解和生殖功能关系密切。女性的生殖功能与肾气密切相关，肾气亏虚会导致冲任、胞宫、胞脉气血推动不畅或失于温煦而形成瘀血，从而导致本病的发生与发展。

同时病情的轻重取决于肾气的强弱与瘀血的严重程度。肾气亏虚可能由于先天禀赋不足，亦可由于后天脾胃亏虚，不能荣养先天，或者由于情志内伤、外感风寒、金刃所伤等内外因而致。故本病是由于整体脏腑、冲任、气血发生异常综合而成，绝非一种或几种病机的固定结合。因此，许教授认为在肾虚血瘀病机的基础上，必须要兼顾患者的体质，以及患者当前状态下的全身状况，从脏腑情况、情志状态、生活习惯、患者诉求等多方面综合考虑，通过内外治法改善患者病情及症状。同时结合月经周期中不同的气血状态，调整治疗方案。在临证中用药须简要中的，药味数量从精从简，用药量据病情而定。

辨证与辨病结合，方证相应，攻补兼施：许教授临证时关注患者疾病总体和局部的具体发展情况，同时参考各种检查结果，把现代医学的检查手段作为四诊的延伸，运用中医理论解释现代医学检查结果，阐述疾病的病因病机，中医为体、西医为用，以达“辨证与辨病相结合”的目的。

许教授针对不同证型、症状的患者，在辨证明确的前提下，有是证、用是方，以达“方证相应”，在病情复杂、证型纷繁的情况下，能够做到“舍证从病、舍病从证”，在疾病发展的不同时期，能够运用“无证从病、无病从证”的辨证原则思考。

许教授临证重视“攻补兼施”，遇到脾胃虚弱的患者，均以调理脾胃为先，待患者正气充实，堪用攻伐之品后，再用活血化瘀之品；同时也会根据月经周期的不同阶段给予不同的药物治疗。

参考文献

[1] 单梁.许润三教授内外结合治疗子宫内膜异位症经验总结[D].北京:北京中医药大学,2013.

[2] 经燕,王清.许润三治疗子宫内膜异位症,子宫腺肌病经验总结[J].中日友好医院学报,2004(2):104.

[3] 王清.许润三“病证结合，方证相应”治疗子宫内膜异位症[J].中医杂志,2007(5):475-476.

三十四、叶青

叶青教授简介

山东省名中医药专家，全国名老中医郑蕙芳学术继承人。叶青继承郑惠芳学术思想，临证注重“温补脾肾”，同时强调女性当“调肝疏养并施，柔顺缓急为要”。

叶教授提出子宫腺肌病的病机以血瘀为本，瘀热为标，瘀血是病理关键，故以“活血消癥、清热化瘀”为基本治则。

子宫内膜异位症

1. **验方** 化瘀止痛方；活血消癥方。

2. **组成**

（1）化瘀止痛方：延胡索、当归、白芍、酒五灵脂（包煎）、香附、制乳香、制没药、甘草。

（2）活血消癥方：丹参、生牡蛎（先煎）、浙贝母、香附、当归、川芎、党参、蒲黄（包煎）、酒五灵脂（包煎）、玄参、三棱、鸡内金、连翘、甘草。

3. **主治** 瘀热互结型子宫腺肌病。

4. **用法及临证加减** 经前期及经期，血海满溢，因瘀血阻滞，经血外泄不畅。此时应因势利导，标本兼顾，促经血顺利外泄，防止瘀滞进一步加重，治宜活血化瘀、行气止痛，方选化瘀止痛方。经间期及经后期病情较缓，气血藏而不泻，阴血渐充，阳气内动，冲任胞宫逐渐充实，血海日益满盈，气血聚集，瘀滞加重，此期应以活血消癥、清热化瘀为主，兼以益气扶正，方选活血消癥方。

【学术思想及理论基础】

叶教授认为，子宫内膜异位症病理实质为离经之血瘀阻胞宫，或兼气滞，或蕴久化热，诸多因素互相影响，终致阴阳气血失和、脏腑功能失调、冲任胞宫损伤。产后、经期或外伤（宫腔手术），胞脉损伤，体内瘀血浊液留滞于冲任、胞宫，气滞血瘀，渐成癥瘕。气机失调，聚津为痰，痰瘀凝聚，阻滞经脉，不通则痛，故见痛经。血瘀停留胞宫，新血不得归经，瘀久化热或瘀伤脉络，络伤血溢，离经妄行，则月经过多、经期延长。瘀滞冲任，胞脉不畅，不能成孕。病久气虚阴亏，血运无力，瘀结更甚；瘀久化热，耗气伤阴，血枯气结。总之，瘀血与多种病理因素相互影响、互为因果，丛生诸症。故叶教授提出本病病机以血瘀为本，瘀热为标，瘀血是病理关键，临床以“活血消癥、清热化瘀”为基本治则，病久见虚证者，可兼以补益气血、滋肾活血。

参考文献

[1] 王妮，叶青.叶青治疗子宫腺肌病经验[J].陕西中医学院学报，2009，32(3):14-15.

三十五、尤昭玲

尤昭玲教授简介

全国名中医，全国老中医药专家学术经验继承工作指导老师。尤教授认为女子以血为本，以肾为根，素多抑郁，多虚多瘀，临证创立了“生殖链—终端效应”假说，“中医妇科生殖五论”及“试管中医调治三期三法”等诊疗新法。

尤教授认为子宫内膜异位症有五方面病因，分别为免疫性、出血性、内膜炎性、激素依赖性及遗传性。从瘀毒互结理论出发，认为其病位在肝。子宫腺肌病之病机为正气虚弱、气血失调、瘀血阻滞、瘀毒瘀热内蕴，病理特点为瘀、毒、热和虚。

（一）子宫内膜异位症

1. **验方**　内异方。

2. **组成**　土茯苓、土鳖虫、土贝母、鬼箭羽、大血藤、连翘、黄芪、乌药等。

3. **主治**　瘀毒型子宫内膜异位症。

4. **用法及临证加减**

（1）以痛经为主症：若子宫内膜异位症患者以痛经为主症，尤教授常在瘀毒的病理基础上辨证用药。当患者表现为经前或经期小腹胀痛拒按，经行不畅，伴胸胁或乳房胀痛，舌紫黯，脉弦涩，则为气滞血瘀证，治疗在内异方基础上加用当归、川芎、络石藤与延胡索以活血化瘀、行气止痛；或用水蛭与虻虫以活血化瘀、消癥破结，用于经行不畅而腹痛者。若患者表现为疼痛拒按，遇热痛减，怕冷，舌黯、苔白，脉沉紧，考虑为寒凝血瘀证，重用荔枝核与橘核以散寒止痛。

此外，尤教授亦从五大病因着手治疗内异症痛经。若是免疫性因素导致内异症，方中重用党参、黄芪，再加入灵芝、绞股蓝、红景天、三七花以益气固本，提高机体免疫力；出血性因素导致者，则予以山楂炭、茜草炭配伍而化瘀止血；内膜炎性改变导致者，方中加入蒲公英、连翘，或者予以红藤、败酱草以清热解毒，活血消痈；激素依赖性因素导致者，则停服激素，经期化瘀补肾，加吴茱萸、雪莲花，经后益肾暖宫，加覆盆子、桑椹子、菟丝子、枸杞子。

（2）以月经过多为主症：子宫内膜内异症所致月经过多归因于瘀阻冲任血脉，血不归经而致经量较多，重用活血化瘀止血中药，以化瘀止血为本。临证再从五大病因着手，免疫性因素导致者加用灵芝、三七花，酌情加仙鹤草、茜草，达到止血不留瘀之效；出血性因素所致者出血量多，加用并重用蒲黄炭、炒五灵脂、山楂炭、茜草炭以化瘀止血之功；若月经过多为内膜炎性所致者，则加用葛根、连翘、土茯苓、土贝母、鬼箭羽等清热解毒抗炎，宜经净服用；激素依赖及不明缘由月经过多的患者，治疗同痛经。

（3）小腹伴癥瘕包块者：子宫内膜内异症患者小腹常有包块，疼痛甚或者不痛，当以活血破瘀、散结消癥为治疗原则。若为免疫性因素所致，常加用灵芝，加用并重用水蛭、虻虫以破血逐瘀，通经消癥；或者加用三棱、莪术配伍以破血消癥止痛，同时重用补药党参、黄芪佐之，以求长期服用而不伤正。若子宫内膜异位症肿块破裂，出现大出血、腹痛剧烈者，需行急诊手术治疗，术后辅用中药止血，轻用三七花、蒲黄，术后患者气血大伤，勿用大补大消之药；若为内膜炎性致病者，加以马鞭草、凤尾草、金樱子、板蓝根等抗炎止痛，活血消癥。

（4）内异症之不孕：治疗需从整体观念出发，再施以辨证，但根本不离活血化瘀。尤教授喜加用地龙与路路通以增强通经活络之效。对于免疫性因素导致的情况，常从肝脾出发以固本，重用白术，加用陈皮、香附、山药；对于内异症不孕为出血因素导致者，仍喜用山楂炭、茜草炭、三七花以化瘀止血；内膜炎性导致者，则酌情加血竭以活血化瘀。

【学术思想及理论基础】

尤教授认为中年女性，经孕、产、乳数伤于血，或多次流产堕胎，防病能力下降，或经期产后摄生不慎，感受或寒或湿之邪，入里搏结于血，导致血行迟滞不畅，或人到中年，压力增加，情志抑郁，“气行则血行，气滞则血瘀”，加之肝气犯脾，脾虚则无力行血，导致血行不畅而成瘀血。瘀血既成，阻于胞脉胞络，可使下焦气化不利，水液代谢失调，日久生湿化浊，聚而生热成毒又可化热生毒；另一方面，邪毒又可阻碍气血运行，加重血瘀，邪毒进一步煎熬营血，附着于瘀血，胶结而成为瘀毒。毒的特点为病程较长、缠绵难愈、临床症状较重、易伤及脏腑等，结合子宫内膜异位症病变部位广泛、临床表现复杂、疾病缠绵反复等特点，尤教授认为瘀毒互结是该病的病机，其病位在肝；当治以化瘀解毒之法。

（二）子宫腺肌病

1. **验方**　经验方Ⅰ、经验方Ⅱ、经验方Ⅲ。

2. **组成**

（1）经验方Ⅰ：金银花10g，连翘10g，紫花地丁10g，蒲公英10g，醋香附10g，柴胡10g，山药10g，土鳖虫5g，益母草10g，甘草6g。

（2）经验方Ⅱ：金银花10g，连翘10g，两面针10g，木槿花5g，生栀子5g，石见穿10g，蒲公英10g，紫花地丁10g，益母草10g，鸡血藤10g，大血藤10g，土鳖虫5g，山药10g，荔枝核10g，延胡索10g，橘核10g，川楝子10g。

（3）经验方Ⅲ：党参10g，黄芪10g，白术10g，山药10g，莲子10g，红景天10g，绞股蓝10g，无柄灵芝30g，菟丝子10g，桑椹10g，枸杞10g，覆盆子10g，甘草6g。

3. **主治**　瘀毒兼热型子宫腺肌病。

4. **用法及临证加减**　常分3期论治。

（1）经前期（月经前5～7日）宜活血化瘀、行气散结，方选经验方Ⅰ。若有生育需求，则应补肾益气为主，切勿用峻下有毒之品。

（2）经期（月经1～6日），针对症状“痛”“坠”“胀”用药，活血祛瘀，同时配合清热解毒，采用经验方Ⅱ。痛经较重者，加桔梗；月经量较多者，加入金樱子、山茱萸收敛固涩止血；针对血瘀较重者，有形的瘀血尚不明显时，加入丹参、桃仁、刘寄奴、泽兰；血瘀日久，瘀毒互结时，用地龙、路路通、石见穿、生牡蛎、三棱、莪术等；肛门坠胀、里急后重加黄芪、升麻、木香、党参；腹胀痛加白芷、大腹皮。

（3）经后期（月经7～17日）：气血冲任亏虚，当治以“固”为主，治以健脾益气、补肾宁心，方选经验方Ⅲ。对于子宫腺肌病伴不孕的患者或者有生育需求者，应暖宫纳胎，益肾健脾。用覆盆子、补骨脂、肉苁蓉、巴戟天温肾暖巢；石斛、沙参、山药、玉竹、黄精增液养泡；党参、黄芪、白术、山药、莲子助膜增长，此时切忌用苦寒、酸涩之药，以防影响卵泡长养；用月季花、精菊花、代代花、木槿花等宣散卵泡，助优势卵泡排出，此时勿使用传统通经、活血、化瘀之品，以防伤泡或碍泡。

【学术思想及理论基础】

尤教授认为子宫腺肌病属中医“血瘕”的范畴，多由于气滞、寒凝、热灼、痰浊、脾虚、肾虚等病理因素造成血瘀，阻滞冲任、胞宫、胞络引起本病，或因多次孕堕及宫腔操作，损伤正气，使冲任、胞宫气血失调，导致气不摄血而形成离经之血，久而出现血瘀。瘀久蕴毒，作为“伏邪”深伏体内，并可在一定诱因作用下（如正虚）死灰复燃，反复缠绵，久治不愈。此外，瘀血、恶血蓄积于肌肉内，日久蕴郁生热化火而化毒，瘀热互结，互为因果，胶结难愈。病情虽复杂，但以正气虚弱、气血失调、瘀血阻滞、瘀毒瘀热内蕴为基本病机，特点为瘀、毒、热和虚。

治疗时基于三个原则：①活血祛瘀调经；②标本同治，益气扶正；③配以清热解毒之品。

参考文献

[1] 胡艳红,刘文娥,杨宇航,等.尤昭玲追本溯源治疗子宫内膜异位症经验介绍[J].新中医,2018,50(4):226-228.

[2] 周艳艳,木哈代斯·阿不都热苏里,胡晓华.尤昭玲教授治疗子宫内膜异位症经验[J].中医研究,2017,30(8):32-33.

[3] 贺瑶,林洁.尤昭玲治疗子宫腺肌病经验[J].湖南中医杂志,2017,33(4):29-30,37.

[4] 梁雪松,周游,尤昭玲.尤昭玲教授对子宫腺肌病的认识及诊疗经验[J].四川中医,2015,33(11):14-16.

三十六、俞超芹

俞超芹教授简介

上海市名中医，师承全国名中医俞瑾教授及上海市名中医王大增教授，继承了“肝肾同源”“肝肾同治”的思想，主张育龄期妇女重在治肝调经，更年期妇女重在补肾活血。在疾病诊治过程中注重病证结合，抓住疾病的病机和主证，兼顾兼夹之证。

在传承经典的基础上，俞教授结合自身经验，提出子宫内膜异位症基本病机为肾虚血瘀，并创制治疗经验方“补肾活血方”。

子宫内膜异位症

1. **验方** 补肾活血方；血府逐瘀汤加减方。

2. **组成**

（1）补肾活血方：熟地黄15g，淫羊藿15g，菟丝子15g，生蒲黄9g（包煎），五灵脂9g（包煎），水蛭9g，夏枯草18g，皂角刺30g，红藤30g，败酱草30g，土茯苓30g，薏苡仁30g。

（2）血府逐瘀汤加减方：生地黄9g，当归9g，桃仁9g，红花9g，枳壳6g，赤芍12g，柴胡6g，川芎6g，牛膝9g，延胡索24g，生蒲黄15g（包煎），五灵脂15g（包煎），三棱12g，莪术12g。

3. **主治** 肾虚血瘀型子宫内膜异位症。

4. **用法及临证加减**

（1）非经期：治以温肾化瘀，散结消癥，方用补肾活血方。癥块较大者，酌加散结消癥之品，如石见穿、鳖甲、海藻、昆布等；若积热日久出现阴虚之象者，加黄芩、知母、黄柏、麦冬等清热养阴；如脾虚湿盛明显者，加白术、茯苓、半夏等健脾化湿，以健运脾胃，濡养全身气血；气虚者重用黄芪，加升麻、白术等益气升提；对于精神压力过大者善用疏肝解郁之品，如香附、柴胡、郁金等，并予以心理疏导。俞教授所做实验研究显示，小剂量葛根素有拮抗雌激素的作用，能够明显抑制异位内膜的生长，而大剂量葛根素则有类雌激素样作用，故常在处方中加入小剂量葛根以增强疗效。

（2）经期：治以活血化瘀，理气止痛，方选血府逐瘀汤加减方。若痛甚于胀者重活血，酌加土鳖虫、乳香、没药等；胀甚于痛者重理气，酌加青皮、香附、八月札等；下腹胀痛、矢气频作者，酌加厚朴、枳实等下气除满之品；伴经行胃脘胀痛喜温者，酌加小茴香、吴茱萸等温中散寒、理气止痛之品。丹莪妇康煎膏是临床治疗子宫内膜异位症的一种常用中成药，具有活血化瘀、疏肝理气、调经止痛、软坚化积的功效。对于治疗一段时间后疼痛程度减轻、疗效满意或不便长期服用中药汤剂的患者，俞教授建议长期口服丹莪妇康煎膏以巩固疗效，预防复发。

（3）外治法的应用：若子宫内膜异位症患者因盆腔反复出血、术后复发，以及病程较长等原因，并发盆腔脏器粘连、慢性盆腔炎等病症时，俞教授常配合灌肠方和外敷方。灌肠方以牡丹皮15g、赤芍15g、三棱15g、莪术15g、红藤30g、败酱草30g、路路通9g为主，浓煎至100mL，嘱患者于非月经期每晚临睡前保留灌肠，翌日清晨排出。外敷方以防风20g、艾叶9g、鸡血藤30g、红花15g、乌头9g等为主，用纱布包好蒸热，隔毛巾敷于下腹部或盆腔包块对应部位，非经期使用，每日1次，每次30分钟，2周为1个疗程。此外，敷方具有温经散寒、化瘀止痛的功效，寒凝血瘀型痛经患者经期使用效果更佳。

【学术思想及理论基础】

俞教授认为子宫内膜异位症的基本病机为肾虚血瘀。肾为五脏六腑之根本，肾气亏虚则脏腑功能失调，气血失和，冲任损伤，经血逆行而溢出，“离经”之血瘀积留结于下腹，瘀血阻滞，经脉不通，不通则痛，瘀血留积日久形成癥瘕包块而发病。由于该病病程长，病症复杂，缠绵难愈，无论肾虚在先或血瘀在先，终可致肾虚血瘀之证，正所谓“久病及肾”。故非经期子宫内膜异位症应以补肾活血为治疗大法，对于癥块明显者，非经期内服中药应加大散结消癥之力。考虑到子宫内膜异位症患者多有经行腹部胀痛或肛门坠痛之症，经期用药当以活血化瘀、理气止痛为原则，以促进经血排出、祛瘀止痛。

参考文献

[1] 毕艳丽,程雯,倪喆鑫,等.俞超芹治疗子宫内膜异位症经验探析[J].江苏中医药,2019,51(8):24-26.

三十七、张婷婷

张婷婷教授简介

岳阳名中医，名老中医蔡小荪学术思想继承人，主要传承蔡氏妇科“育肾助孕调周”的学术思想，将蔡氏妇科理论与“温养冲任，调和气血”相结合，进一步创新建立调经种子、培育生机的经验方；传承蔡氏妇科“调经主肝肾，理气为先”“调经重脾胃，以滋化源”的学术思想。

张教授创新运用清瘀温通、益肾调肝法治疗子宫内膜异位症不孕，认为子宫内膜异位性疾病伴痛经，临床上以瘀热互结兼阳虚内寒之象最为多见，常在运用清热活血化瘀药治疗本病时，佐用少量辛温通络之药。

（一）子宫内膜异位症不孕

1. **验方** 千子藤助孕方。

2. **组成** 红藤、败酱草、牡蛎、桃仁、薏苡仁、牡丹皮、六神曲、紫石英（先煎）、淫羊藿、巴戟天、续断、菟丝子、覆盆子、石楠叶、炒路路通、炒川楝子、广郁金、黄芩、砂仁、神曲。

3. **主治** 瘀热互结为标，久病正虚内寒型子宫内膜异位症不孕。临床表现为婚久不孕，平素畏寒，四肢不温，神疲乏力，经前或经期小腹胀痛难忍，痛连腰骶，得热痛难缓解，腰膝酸软，肛门坠胀。经血量或多或少，经期长、淋漓不净，色黯红，质稠，夹较多血块、黏液，盆腔有包块或结节，可见经期低热、口渴不欲多饮等兼证，舌质黯淡，舌下脉络瘀紫、增粗，苔黄腻，脉弦细或小滑。

4. **用法及临证加减** 经期以基础方为主，经后期加用益肾通络之品，经前期加用益肾培元药物，共同调补以助孕。

【学术思想及理论基础】

张教授认为，瘀血蕴结，病在奇经，为子宫

内膜异位症的基本病机。临床常以瘀热互结为标，久病正虚内寒为本，是以寒热错杂证多见。或因外感湿热之邪盘踞于胞宫，与瘀血互结；或因血瘀日久，郁而化热；或为手术外伤不慎，感邪化热而致。但均需考虑其病久正虚内寒之本，故治疗在活血化瘀的同时需寒温并用、攻补兼施。奇经八脉中任、督、冲、带四脉与妇女经、带、胎、产密切相关。故提出本病病位在奇经，当从胞络论治，治疗应注重祛瘀通络。在清热化瘀的基础上，合用辛温通络药物，创立了清瘀温通法治疗子宫内膜异位症。寒温并用，防止寒凝遏瘀，有助于活血化瘀、疏通经络，亦能止痛，暖宫助孕。又由于本病日久，缠绵难愈，疼痛难忍，婚久不孕，常有情志焦虑、肝气不疏之候，当注重疏肝解郁。在清瘀温通法治疗子宫内膜异位症的基础上，提出子宫内膜异位症不孕的相关病理特点，常与肝肾不足、胞络虚损有关，故需在清瘀温通的基础上，加以益肾调肝以助孕。

【验案举隅】

任某，女，39岁，初诊：2019年9月3日。

主诉：未避孕未孕1年。

平素月经周期28天，经期2～3天，量少，有血块，痛经，疼痛视觉模拟评分（VAS）5～6分，肛门坠胀，经前乳胀。末次月经8月24日，3天净，量中。生育史：0-0-2-0（2016年稽留流产1次，2017年生化妊娠1次）。

2018年10月至2019年3月先后3次行体外授精—胚胎移植（IVF-ET）均失败。2010年9月24日于当地医院行全麻腹腔镜下左卵巢囊肿剥除+子宫肌瘤剥除+盆腔内异灶电灼+子宫输卵管高压通液术。2017年4月7日于同所医院行全麻腹腔镜下右卵巢囊肿剔除+盆腔粘连分解+子宫输卵管高压通液+宫腔镜下子宫内膜息肉电解+诊刮术。两次术后病理均提示有卵巢子宫内膜异位囊肿。

检查：CA125 7.9 IU/mL，抗缪勒管激素（AMH）2.57 ng/mL。

定期随访B超，未见卵巢囊肿复发。

刻下：纳寐可，大便秘，小便调。苔薄黄，质红，脉细弦滑。

辨证：瘀热蕴结下焦，肝郁肾虚。

治则：清瘀通络，益肾调肝。

处方：千子藤助孕方加桔梗3g，全瓜蒌15g，牡丹皮12g，秦皮12g。14剂，每日1剂，水煎服，早晚2次温服。

二诊：2019年9月17日。时值经前期，苔薄黄，质红，脉细弦。

辨证：瘀热内阻，肾气不足。

治则：清瘀温通，益肾培元。

处方：生黄芪15g，白术10g，山药10g，锁阳10g，巴戟天10g，淫羊藿10g，乌药10g，女贞子10g，丹参12g，菟丝子10g，黄芩6g，砂仁3g，白蒺藜30g。7剂，每日1剂，水煎服，早晚2次温服。

三诊：2019年9月24日。时值经期，末次月经9月23日，量中。大便调，苔薄白，舌红，脉细小弦。

辨证：肾气不足，瘀血阻滞。

治则：清瘀温通，益肾调肝。

处方：守9月3日方去桔梗、全瓜蒌、牡丹皮、秦皮，加白蒺藜15g。14剂，每日1剂，水煎服，早晚2次温服，经净后服。

四诊：2019年10月4日。时值经中期，本次行经痛减，VAS评分2～3分，药后无所苦，苔薄黄，质红，脉细弦。

辨证：肾气不足，瘀热内阻。

治则：清瘀温通，益肾培元。

处方：9月17日方去白蒺藜。7剂，每日1剂，水煎服，早晚2次温服。

五诊：2019年10月23日。月经逾期未至，时有腰酸，大便干结，夜寐不安，苔薄黄腻，质红，脉细弦小滑。查血人绒毛膜促性腺激素（β-HCG）1178.70 IU/mL。

辨证：湿热蕴结，肾虚血瘀。

治则：益肾安胎。

处方：党参9g，炒白术9g，川续断9g，菟丝子15g，炒当归6g，赤芍6g，白芍12g，生地黄、熟地黄各10g，制黄精15g，紫苏梗3g，炒杜仲10g，桑寄生15g，苎麻根15g，补骨脂15g，合欢皮9g，黄芩6g，砂仁3g。7剂，每日1剂，水煎服，早晚2次温服。

建议住院保胎，其间查血β-HCG、孕酮，均在正常范围内，宫内见孕囊、心管搏动，继续治疗并随访。

按：患者双侧卵巢子宫内膜异位囊肿术后，金刃损伤胞宫，外邪内侵，病程日久化为瘀热，加之素体肾虚，正气不足，情志焦虑，肝郁不疏，故难以受孕或孕后易陨。本案结合舌脉，根据月经周期疗法，平时主要予清瘀温通、益肾调肝法以治疗原发病，于经中、前期加强益肾培元以助孕。前者予大血藤清热活血通络，桃仁、生蒲黄活血化瘀，牡丹皮清热凉血散瘀，香附行气活血，路路通利水通经，延胡索、川楝子疏肝泄热、理气止痛，神曲行气宽中健脾，紫石英、石楠叶、淫羊藿、巴戟天、续断、菟丝子、覆盆子温肾阳助孕，黄芩、砂仁理气和胃，牡蛎软坚散结消癥等。后者予黄芪、白术、山药益气健脾，锁阳、巴戟天、淫羊藿、乌药、女贞子、菟丝子温肾助阳，丹参活血通络等。四诊后成功妊娠，痛经等症状缓解。治疗予白蒺藜，取其行气活血通络之功，以缓解痛经，而经前期注重益肾培元补虚，故予去除。

考虑患者曾有2次卵巢囊肿剥除手术史，3次IVF-ET失败史，故情绪焦虑，遂住院保胎治疗。予以补肾益气安胎法，予党参、炒白术健脾益气，当归、赤白芍活血补血，促进胚胎发育，生地黄、熟地黄、制黄精益肾填精，炒杜仲、桑寄生、川续断、菟丝子、苎麻根、补骨脂益肾安胎，紫苏梗、合欢皮理气解郁等治疗。随访B超提示胚胎发育良好。出院后，电话随访，已于2020年6月生一健康男孩。

（二）子宫内膜异位症/子宫腺肌病痛经

1. **验方** 清瘀温通方。

2. **组成** 小茴香3g，艾叶6g，赤芍9g，桃仁9g，炒当归12g，黄芪12g，生蒲黄20g（包煎），五灵脂10g（包煎），乌药9g，生地黄12g。

3. **主治** 瘀热互结为标，久病正虚内寒型子宫内膜异位症/子宫腺肌病痛经。临证常见畏寒，经行腹痛，得温则减，却又有喜冷饮、口干、心烦等证，舌象多见舌淡黯，苔白或见薄黄，脉细涩或见小数。

4. **用法及临证加减** 月经周期第1天至第12天连续用药，此为1个疗程，共治疗3个月经周期。

（1）其他类型子宫腺肌病痛经：除却瘀热互

结、阳虚内寒型子宫腺肌病痛经；张教授亦擅长肝郁气滞血瘀型、瘀热互结型、正虚血瘀型子宫腺肌病的治疗。

①肝郁气滞血瘀型：采用“柴芍方”疏肝行气、活血止痛。临证时，多关注患者的情绪状态，注意疏导患者情绪。当出现气滞瘀血之证时，经行腹痛多以胀痛或刺痛为主，疼痛拒按，伴随月经色黯夹血块，心烦易怒或情绪低落，乳房胀痛，胸胁胀满，善太息，脉弦，舌质偏黯，可见瘀点。针对此证，采用柴芍方加减治疗。柴芍方以逍遥散为基础，内含药物柴胡、白芍、白术、茯苓、当归、合欢皮、八月札、川楝子、延胡索、杜仲、红藤、六神曲、炙甘草。

②瘀热互结型：采用“红藤方”清热凉血，散瘀止痛。张教授认为子宫腺肌病患者病程往往较长，随着疾病的进展，瘀久易化热。临证可见舌质多红或黯红，舌苔偏黄少津，腹痛可呈灼痛、刺痛，疼痛拒按，经色多黯红，有血块，可伴随口渴喜冷饮、怕热、烦躁不宁、大便干结等症，脉数。针对此证，采用红藤方加减治疗，方中药物有红藤、败酱草、生蒲黄、丹参、桃仁、牡丹

皮、香附、延胡索、生牡蛎。

③正虚血瘀型：采用“扶正祛瘀方”益气扶正，祛瘀止痛。张教授认为子宫腺肌病痛经患者长期反复的疼痛，往往进一步耗损正气，正气不足使伏邪不易祛除，而久藏于病处，血瘀更甚。临床这类虚实夹杂的患者多见下腹疼痛缠绵，肛门坠胀不适，月经量偏多，色淡黯，神疲乏力、腰膝酸软，舌胖、边有齿印、质淡黯，脉见沉细。故予扶正祛瘀方治疗，方中含党参、黄芪、白术、茯苓、杜仲、续断、桑寄生、生山药、红景天、生蒲黄、徐长卿、延胡索、川楝子、黄芩、砂仁，全方共奏益气扶正、祛瘀止痛之功。

（2）子宫内膜异位症痛经临证加减：以实证为主的子宫内膜异位症常用红藤、生蒲黄、延胡索、桃仁等活血化瘀，再以半枝莲、白花蛇舌草、牡蛎、海藻等消癥散结；对于虚实夹杂证则在活血化瘀药中加入党参、黄芪、白术、当归、生地黄、熟地黄、川芎等益气养血之品，以扶助正气、攻补兼顾。此外，张教授在清瘀温通用药原则的基础上，结合时令的变化而调整用药。如春属木、主升发，多顺应肝木喜条达之性，加用柴胡、香附、川芎、川楝子等疏肝理气之药；上海夏季尤其黄梅天多湿热，加用砂仁、藿香、茯苓等健脾化湿之药；秋季气候干燥，加用麦冬、沙参等养阴润燥之药；冬季气候寒冷，加用鹿角霜、紫石英、淫羊藿等暖宫温煦之药。

【学术思想及理论基础】

张教授认为，子宫内膜异位性痛经治疗应辨病与辨证相结合。从辨病角度，因本病基本病机为瘀血内阻，故治疗应总体以活血化瘀为要。然寒热、虚实皆可成瘀，故临证更需详审病机，分清因何致瘀，进而分别给予清热活血化瘀、理气活血化瘀、益气活血化瘀、补肾活血化瘀等诸法，而瘀久积而成癥者，又当注重散结消癥之法。从病机而言，瘀为有形之邪，瘀阻胞宫、久积下焦，易积久化热，造成瘀热互结、阻滞胞脉；另外，瘀血癥瘕难以清除，则生阳虚内寒之候。故临床上以瘀热互结兼阳虚内寒之象最为多见，在运用清热活血化瘀药治疗本病时，佐用少量辛温通络之药，以行温通开达之意及活血化瘀之效。

参考文献

[1] 钟雨青,曹阳,郑徐,等.清瘀温通、益肾调肝法治疗子宫内膜异位症不孕[J].中医文献杂志,2022,40(3):64-66,76.

[2] 沈萍,张婷婷.张婷婷清热化瘀辛温通络法治疗子宫内膜异位症经验[J].上海中医药杂志,2017,51(8):30-32.

[3] 庄梦斐,曹阳,赵莉,等.清瘀温通法治疗子宫内膜异位症痛经[J].中医学报,2015,30(2):289-291.

[4] 夏馨,杜尘,庄梦斐,等.清瘀温通方治疗子宫腺肌病痛经的临床疗效[J].上海中医药大学学报,2021,35(6):37-41.

[5] 曾薇薇,陆黎娟,黄圣惠,等.张婷婷教授治疗子宫腺肌症痛证经验[J].辽宁中医杂志,2024,51(2):57-60.

三十八、张玉珍

张玉珍教授简介

张玉珍教授为罗元恺教授的学术继承人，第五批全国名老中医药专家学术经验继承工作指导老师。张教授擅长以“补肾法”调经、治带、种子、安胎。

张教授认为，子宫内膜异位症以“瘀血阻滞胞宫、冲任”为基本病理，究其瘀血形成之病因常责之肾虚，可见脾虚、气虚、血虚，为本虚标实、虚实夹杂之证。

子宫内膜异位症

1. **验方** 自拟消癥散结方；自拟调经止痛方。

2. **组成**

（1）自拟消癥散结方：黄芪、牡丹皮、桂枝、茯苓、桃仁、赤芍、三棱、莪术、鸡内金、香附。

（2）自拟调经止痛方：当归、赤芍、生白芍、三七（冲服）、丹参、三棱、莪术、桃仁、香附、乌药、延胡索。

3. **主治** 肾虚血瘀型子宫内膜异位症。

4. **用法及临证加减** 张教授认为扶正补虚、行气活血、散结化癥的治法当始终贯穿于子宫内膜异位症治疗的全过程。同时因妇女月经周期的特殊生理变化，制定分期论治、标本兼顾的治疗大法。非经期注重行气化瘀、消癥散结，选用自拟消癥散结方为主，随证加减，化瘀散结的同时，重视调气，气血同调，攻而不伤正气，化而不伤阴血。经期注重活血化瘀，“经期以调经为要”，调经即活血化瘀，化瘀才能生新，瘀血不去，新血不生，故经期遵循以通为用的原则，加行气止痛药物以改善痛经症状，方选自拟调经止痛方。

对于合并不孕的患者，可于非经期加补肾助孕药物，治病与助孕兼顾。经前期慎用活血药，排除患者妊娠的可能后，方可用活血药。

【学术思想及理论基础】

张教授认为，子宫内膜异位症以“瘀血阻滞胞宫、冲任”为基本病理，究其瘀血形成之病因及临床特点，可归纳为本虚标实，虚实夹杂，其中的本虚可有肾虚、气虚、血虚，标实多为气滞、血瘀、热毒、痰湿等，然临床上以肾虚、血瘀多见。张教授认为，本病由先天肾气不足，后天失养，或房劳多产（如多次人流），或是劳累过度，伤及正气，加之外邪侵犯，内外因引起脏腑阴阳气血失调而发病。正气虚弱，行血无力，经血不能按时满溢，蓄积于局部而为“离经之血”，久而成瘀，久瘀成癥。故虽为虚实夹杂，但本病的基本病机为正气虚弱、久瘀成癥。因此，张教授在应用部分活血化瘀药物以攻邪散结的同时，常选用或补肾或补气药物以顾护正气。因本病病程迁延日久，疗程长，故使用药物切不可太过伤正，若药性过于寒凉则伤胃，药味腥臭难闻则难以服用，故多选用药性平和、易于口服的药物。然苦寒、腥臭药物确有治疗本病的疗效，亦非不可用，当遵循“峻药缓用，适度而止”的原则。

参考文献

[1] 王美霞.张玉珍治疗子宫内膜异位症体会[J].山东中医药大学学报,2014,38(2):139-141.

三十九、赵瑞华

赵瑞华教授简介

岐黄学者，师从国医大师许润三、路志正、肖承悰，首都国医名师李光荣教授，山东名中医刘瑞芬教授。赵教授精读经典，融汇中西，重视脾胃学说、情志致病及瘀血理论。临证精于辨证，专于用药，追求药简力宏。

赵教授治疗子宫内膜异位症执简驭繁，溯本正源，基于《内经》五郁之说和丹溪六郁理论，创新性提出“从郁论治子宫内膜异位症”的学术观点，运用“解郁活血”法治之，以活血化瘀消癥为根本，注重解郁畅气，调脾益气，顾护阳气。对子宫内膜异位症相关不孕，创制疏肝活血、健脾益肾序贯治疗方法，取得显著疗效。提出“寒凝血瘀”为子宫内膜异位性疾病疼痛的常见证型，阳虚寒生，气血不行，凝而成瘀，治以温经助阳、散结消癥。

（一）子宫内膜异位症

1. **验方**　活血消异方。

2. **组成**　柴胡、丹参、莪术、薏苡仁、鸡内金、制香附等。

3. **主治**　气滞血瘀型子宫内膜异位症。

4. **用法及临证加减**　赵教授基于《内经》五郁之说和丹溪六郁理论，提出子宫内膜异位症核心病机为“因郁致瘀”，六郁之中以气郁为主，气郁为先，以“解郁活血”为基本治则，创制经验方“活血消异方”。临床应用根据气滞、寒凝、气虚等致瘀病因不同，结合病机转归、症状特点、患者禀赋差异，采用基础经验方辨证施治。

（1）兼脾胃虚弱者：子宫内膜异位症作为一种慢性病，病程缠绵，病证往往虚实夹杂。久病耗伤气血，或肝失疏泄，无以助脾之升散，木不疏土，均可致脾胃虚弱。活血化瘀药多行散走窜，也易伤脾胃气血，因而子宫内膜异位症患者常伴见脾胃虚弱、气血虚损之象，症见面色萎黄、乏力气短、纳食不香、形体羸瘦等。在“解郁活血”总治则下，需时时顾护中焦脾胃，健脾补气以活血，常以活血消异方伍六合定中汤（党参、茯苓、白术、甘草、藿香、砂仁、半夏、厚朴、生姜、大枣）治疗，或先予健脾益气治疗，待脾胃功能好转后再解郁活血治疗。临证关注脾胃功能，治疗主张先后次第。

（2）以痛经为主症，寒象明显者：患者常表现为痛经，多因感受寒邪或脾肾阳虚，阳虚寒生，气血不行，凝而成瘀。此时病机为"寒湿凝滞致痛"，治当温阳活血以止痛消癥。代表方为温阳活血汤（丹参、桂枝、鸡内金、炮姜、姜黄、制香附、三七粉等）加减。

（3）应用GnRH-a治疗后：患者常出现围绝经期症状，如潮热盗汗、失眠、阴道干涩等。赵教授认为此时类似"七七"之年，当调和阴阳，以平为期，常加用桂枝汤或桂枝加龙骨牡蛎汤调和阴阳气血。

（二）子宫内膜异位症不孕

1. **治疗方案**　首先应进行全面检查，包括B超、输卵管造影、女性激素、生化等血清学检查，排除男方不孕、单纯输卵管因素及严重原发性疾病等其他因素造成的不孕。综合考虑患者年龄、不孕年限、卵巢子宫内膜异位囊肿大小、子宫内膜异位症生育指数（EFI）、卵巢储备功能及子宫内环境等，辨证施治制订相应治疗方案。

（1）患者年龄小于30岁，不孕年限小于2年，卵巢子宫内膜异位囊肿3～4cm，输卵管检查基本通畅。以气滞血瘀、气虚血瘀、寒凝血瘀三型辨证为基础，中药分期序贯治疗，同时行基础体温或B超监测排卵，指导同房。如果卵巢子宫内膜异位囊肿大于4cm，治疗半年仍未妊娠或巧囊明显增大，可行手术治疗，术后中药分期序贯治疗。

（2）患者年龄30～35岁，卵巢子宫内膜异位囊肿3～4cm，输卵管检查基本通畅，以三型辨证为基础，中药分期序贯治疗；若半年未孕，建议手术治疗或行体外受精（IVF）助孕。

（3）患者年龄大于35岁，有强烈生育要求，可考虑更积极的手段，直接行IVF—中药辅助分步治疗。

（4）复发型巧囊除外恶变，应根据病变严重程度及卵巢储备功能情况，考虑中药分期治疗或者直接行IVF助孕，慎行二次手术，因其对改善生育意义不大。

对子宫内膜异位症相关不孕症患者，在治疗过程中应注重心理疏导，可收到事半功倍的效果。

2. 三型辨证，中药分期序贯疗法 赵教授治疗子宫内膜异位症相关不孕症，遵循女性排卵前期、排卵期、排卵后期精血盛衰之不同进行分期序贯论治。

（1）排卵前期，即行经期和经后期。经血的排泄与闭藏分别与肝脏的疏泄功能和肾脏的藏精功能有关。行经期，血海满盈，机体通过肝阳的疏泄，使得体内陈血排出；经后期，通过肾气的闭藏，血室闭合，子宫开始重新蓄养阴精。此期正值推陈出新之时，结合病机，强调以活血化瘀为主，以活血消异方为基础，兼气虚者加党参、茯苓、白术等益气健脾；寒凝者加桂枝、干姜、盐芦巴子等温经散寒。

（2）排卵期，即“氤氲”之时。此期阴精充沛，冲任气血充盛，重阴必阳，在肾中阳气的鼓动下，阴阳转化，阴精化生阳气，成熟卵泡形成，具备受孕能力，但若因肾精不足，或因肾阳虚损，均使阴阳无法转化，受孕失败。结合病机，此期应在活血基础上加温通助阳之桂枝、菟丝子等，通补兼施，以助卵泡排出。

（3）排卵后期，即经前期。此期阴精与阳气充盛，为胎元形成奠定基础，若未受孕，则精血存于血海，渐至充盈，及行经期，排出体外。子宫内膜异位症患者常因瘀阻日久，致气血亏耗，精血不足，假使受孕成功，一则不能安胎元，一则无法满足胎元生长，易造成滑胎或死胎，此期应补肾健脾，常用药物有女贞子、续断、菟丝子、枸杞子等补肾益精，白术、茯苓、砂仁等健脾益气。

（三）子宫内膜异位症术后抑制复发

子宫内膜异位症保守术后复发率高，赵教授常以活血消异方为基础方辨证加减，抑制术后复发。

服药方法及疗程：自术后第1个月经周期第1～5天开始服药，每日1剂，水煎服，早晚分服，饭后30分钟至1小时服用，经期不停药。Ⅰ期、Ⅱ期患者疗程为3个月经周期，Ⅲ期、Ⅳ期患者疗程为6个月经周期。

【学术思想及理论基础】

赵教授认为妇人平素多思、多嫉、多嗔，易致情志郁结，气机失畅，血滞不行而瘀阻胞宫、冲任。子宫内膜异位症患者常因情志不遂，气血郁积，癥瘕乃成。基于《内经》五郁之说和丹溪六郁理论，提出子宫内膜异位症核心病机为“因郁致瘀”，六郁之中以气郁为主，气郁为先，“郁”“瘀”互为因果，相互胶结而变证丛生，以“解郁活血”为基本治则，创制经验方“活血消异方”。

赵教授认为子宫内膜异位症作为一种慢性病，病程缠绵，病证往往虚实夹杂，提出“因虚致瘀、养正积自除”的学术观点。久病耗伤气血，或肝失疏泄无以助脾之升散，木不疏土，均可致脾胃虚弱，症见面色萎黄、乏力气短、纳食不香、形体羸瘦等。气虚邪积，因虚致瘀。积邪伤正，由损及虚，虚实共存。邪正斗争胜败关键取决于脾胃功能的盛衰和脾胃气机的调畅。活血化瘀药多行散走窜，易伤气血，治疗更需时时顾护脾胃，调理肝脾，补气活血。

子宫内膜异位症患者表现为痛经者，大多因寒所致，若过食生冷，脾阳受损，或穿衣单薄，阳气被遏，或久居寒湿之地，寒客胞宫，均易导致或加重子宫内膜异位症痛经。故寒凝血瘀是子宫内膜异位症痛经的常见证型，治以温经散寒、消癥止痛之法。

(四)围绝经期子宫内膜异位症

对于年逾“七七”，合并围绝经期症状者，常合用桂枝汤或桂枝加龙骨牡蛎汤，以调和阴阳气血。兼气滞甚者，多合并抑郁焦躁、烦躁易怒、胸胁胀痛等症状，可合用小柴胡汤、柴胡桂枝汤或加用郁金、月季花、玫瑰花等疏肝解郁，和解气机；气虚甚者多合并气短乏力、纳差便溏等症状，可合用参苏散或加用党参、茯苓等益气健脾；寒凝甚者多合并经期畏寒、腰腹冷痛、手足不温等症状，可加用干姜、高良姜等温通经脉、散寒止痛。

(五)子宫腺肌病

1. **验方**　温阳活血汤。

2. **组成** 丹参、桂枝、鸡内金、炮姜、姜黄、制香附、三七粉等。

3. **主治** 寒凝血瘀型子宫腺肌病，以痛经为主症。

4. **用法及临证加减**

（1）随症加减：若阳气虚损较重者，常加干姜、附子以补火助阳；气虚者加黄芪、党参以补气；月经量多者，重用三七粉，改炮姜为炮姜炭；对于卵巢功能减退伴不孕者，黄体期加温肾阳、滋肾阴之品，如枸杞子、菟丝子、巴戟天等；若症见纳差、乏力气短、大便不成形等以脾胃虚弱为主，常改用六合定中汤、参苏饮加减，以防活血药损伤脾胃。

（2）外治法的应用：对于伴痛经、非经期腹痛者，赵教授自拟外治方（桂枝、丹参、皂角刺、莪术等），保留灌肠，或研成细末，以黄酒及姜汁等比例调和，取关元、气海、中极穴进行穴位贴敷。伴有合并子宫内膜异位症阴道后穹隆触痛结节者，予活血止痛散（当归、三七、制乳香、冰片、土鳖虫、煅自然铜，北京同仁堂药厂生产）以黄酒调和，阴道后穹隆上药，每周2次，以活血化瘀、祛瘀生新。黄酒、生姜调之，取其温通走散之性。若有妊娠需求，排卵后则停用。

（3）不孕或有生育需求：分期论治，排卵前以活血化瘀、散结消癥为主，辅以健脾。排卵后以补肾益精、疏肝健脾为主。温补肾阳药物如巴戟天、菟丝子、续断等，温煦胞宫，使能摄精成孕；适当加补肾阴或阴阳双补之品，如枸杞子、女贞子等，为胚胎发育奠定良好基础。

【学术思想及理论基础】

赵教授认为，寒瘀互结、正虚邪实是子宫腺肌病的基本病理状态。《素问·调经论》云："血气者，喜温而恶寒，寒则泣不能流，温则消而去之。"子宫腺肌病临床以痛经、非经期腹痛和月经量多、不孕为临床主要临床表现，病程长，病因繁杂，寒邪为主，寒邪为因，阳虚寒凝，胞宫失于温煦，则冲任虚寒，发为痛经、不孕、月经过多等症。故赵教授在治疗子宫腺肌病时重在温阳散寒、活血化瘀，阳气充而脏腑调，瘀血祛而新血生，诸症可消。

【验案举隅】

患者，女，35岁，2019年10月16日初诊。

主诉：腹壁内异症术后2年余，复发21天。

4年前于某医院诊断为“腹壁子宫内膜异位症”，后于协和医院手术治疗。1个月前因经期腹壁牵扯痛复查。B超：腹壁瘢痕下方及右侧腹直肌内低回声，子宫内膜异位结节可能。孕1产1，2014年3月剖宫产。既往月经规律，痛经，VAS评分6分，胀痛，得热则减，伴食欲不振、腰酸、乏力、易激惹。末次月经：10月1日，8日净，量中，痛经伴腹壁结节牵扯痛，VAS评分6分。

刻诊：偶有小腹隐痛，畏寒，性情急躁，下颌部痤疮。纳可，眠浅易醒，二便调。舌淡略黯，苔白略厚，脉弦细。

中医诊断：癥瘕，证属气滞血瘀兼气虚。

治则：健脾益气，疏肝活血。

处方：党参15g，茯苓15g，炒白术15g，生甘草10g，砂仁9g，藿香10g，柴胡15g，白芍15g，桂枝15g，三七粉4g（吞服），鸡内金20g，生薏苡仁20g，姜黄9g，生姜2片，大枣1枚。14

剂，水煎服，1剂/天。同时予活血止痛散外敷。

2019年10月31日二诊，末次月经：10月28日，疼痛稍缓，VAS评分5分。眠转佳，畏寒、性急同前，面部痤疮加重。舌淡黯，苔白略厚，脉弦细。上方减砂仁、藿香、大枣，加丹参25g，莪术10g。14剂。

2019年11月18日三诊，末次月经：10月28日。畏寒、面部痤疮均好转，性急同前，偶有小腹隐痛，近日乏力。舌淡黯，苔白厚，脉弦细。上方加月季花10g，砂仁9g，藿香10g，大枣1枚，21剂。

2019年12月23日四诊，末次月经：12月19日，痛经明显减轻，VAS评分3分，经期腹壁结节牵扯痛基本消失，VAS评分1分。乏力消失，下颌部痤疮，舌淡黯，苔薄白，脉左弦细、右弦滑。上方加川芎15g，21剂。1个月后随访，痤疮基本消失，疼痛无反复。

按：腹壁子宫内膜异位症是介于壁腹膜和皮肤之间的子宫内膜异位症，常见于手术瘢痕部位，术后复发率为1.5%～9.1%。本例患者平素性情急躁，肝失调达，气滞而致血瘀，不通则痛；经期乏力，畏寒、食欲缺乏，属脾气虚表现，不荣则痛，故而出现痛经、经期腹壁结节牵扯痛。结合舌脉，辨证为气滞血瘀兼气虚证，方予六合定中汤合逍遥散加减，肝脾同调。方中党参、白术、茯苓、甘草、生姜、大枣健脾益气，砂仁、藿香化湿和胃，鸡内金、生薏苡仁散结消积，桂枝、白芍调和阴阳，姜黄行气活血，柴胡疏肝，三七化瘀。二诊时疼痛稍缓，舌黯加重，去砂仁、藿香、大枣，加丹参、莪术加重化瘀力度。三诊时感乏力，加砂仁、藿香、大枣调脾胃，仍性情急躁，予月季花疏肝活血。四诊时诸症已除，唯下颌部痤疮，加川芎活血行气，随访病情向愈。

参考文献

[1] 杨新春,熊婷,赵瑞华,等.赵瑞华教授治疗子宫内膜异位症方药探颐[J].世界中西医结合杂志,2023,18(3):506-509.

[2] 石举梅,孙文杰,李寒宇,等.赵瑞华从肝脾肾论治围绝经期子宫内膜异位症经验[J].湖北中医药大学学报,2021,23(6):113-116.

[3] 戴泽琦,赵瑞华.赵瑞华治疗子宫内膜异位症

相关不孕症经验［J］. 世界中西医结合杂志，2017,12(7):921-924.

［4］赵瑞华,唐仪.子宫内膜异位症相关不孕症中医治疗经验［J］.北京中医药,2015,34(4):288-290.

［5］余燚薇,孙伟伟,赵瑞华.赵瑞华治疗子宫腺肌病不孕患者经验撷英［J］.时珍国医国药,2023,34(4):964-965.

［6］张永嘉,孙伟伟.赵瑞华教授治疗子宫腺肌病经验浅释［J］.环球中医药,2018,11(2):288-290.

四十、周惠芳

周惠芳教授简介

师从国医大师夏桂成教授，临证重视“中医女性生殖节律调节理论”，继承夏老“补肾调周”思想，在补肾调经助孕的同时，重视心肝脾的作用，尤重宁心安神、疏肝解郁。

周惠芳认为，子宫内膜异位症性疾病的患者多属肾阳偏虚，瘀血的形成与肾阳虚密切相关，肾阳偏虚为本，瘀血内结为标，本虚标实，相兼为病。

（一）子宫内膜异位症

1. **验方** 温经止痛方。

2. **组成** 醋香附、艾叶、炒山药、醋三棱、醋莪术、菟丝子、鹿角片、煨葛根、丹参、土鳖虫等。

3. **主治** 肾阳虚血瘀型子宫内膜异位症。

4. **用法及临证加减**

（1）无生育需求时：配合调周法。经前期，在温经止痛方中加入杜仲、党参等温肾化气，益母草、泽兰、牛膝、川芎等活血祛瘀利水。经后期，多选用夏桂成的滋阴奠基汤（丹参、白芍、山药、干地黄、女贞子、牡丹皮、茯苓、炙鳖甲、紫河车、山萸肉、怀牛膝），加土鳖虫、三棱、莪术等破血之品，以滋阴活血、祛瘀生新，加入巴戟天温补肝肾。

（2）合并不孕时，调周法所选方药有所不同。经前期以补肾助阳为主，加入化瘀消癥之品，常用助阳活血方。药用炒当归、赤芍、怀山药、牡丹皮、丹参、川芎、三棱、莪术等。行经期若痛经严重，治以温肾化瘀，活血止痛，常用葛根、艾叶、香附、小茴香等温经理气止痛。经后期滋阴养血，加少量化瘀之品，协定滋阴和血方。药用生地黄、熟地黄、怀山药、赤芍、白芍、川芎、牡丹皮、鸡血藤等。如患者潮热盗汗等阴虚症状明显，常加用钩藤、地骨皮等滋阴清热。若患者月经淋漓不尽，常选用生贯众、地榆、香附、茜草、益母草中的两三味以止血。经间排卵期以补肾调气血、行气活血为主，予以补肾促排汤。药用怀山药、山萸肉、桂枝、菟丝子、鹿角片等。

以上四期，周教授分别根据普遍病机特点及患者具体情况予以补肾调周，使得气血转化有序，阴平阳秘。

（3）围绝经期治疗方案：对于45周岁以后的围绝经期女性，经前注重温肾化瘀，经后注重滋肾化瘀。

（二）子宫内膜异位症/子宫腺肌病痛经

1. **验方** 内异止痛方。

2. **组成** 三棱、莪术、五灵脂（包煎）、鹿角胶（烊化）、桂枝、川续断、葛根、川牛膝等。

3. **主治** 肾阳虚血瘀型子宫内膜异位症/子宫

腺肌病痛经。

4. **用法及临证加减**

（1）非疼痛期时应用调周法：经后期以滋阴奠基方加减。药用川续断、菟丝子、丹参、赤芍、鸡血藤、龟甲、鳖甲、赤芍、白芍、丹参、茯苓、炒白术、木香、山药、党参等以活血滋阴、消散瘀结。经间排卵期治以补肾活血通络、温阳消癥，方选自拟补肾促排卵汤（组成：桂枝、路路通、红花、当归、川芎、三棱、莪术、山茱萸、鹿角、川续断、菟丝子、山药、炒白术、党参等）。经前期温补肾阳、活血消癥，治以补肾助阳方加减，常用药物有鹿角、紫石英、淫羊藿、桂枝、菟丝子、川续断、赤芍、白芍、三棱、莪术、牡丹皮、茯苓、柴胡、党参、炒白术、木香等。

（2）疼痛期时应用内异止痛汤：此方服用时间应从行经前7天服至疼痛控制后3天。

（3）随症加减：长期服用活血化瘀药物碍脾伤胃，应始终不忘顾护脾胃，常用党参、炒白术、木香等；伴便稀溏泄者可加炒白术、炮姜温阳健脾；情志不畅、经前乳胀者可加青皮、陈皮、橘叶、橘核行气疏肝；入睡困难、眠浅易醒者加龙齿、钩藤、合欢皮等宁心安神；经期出血量多者加仙鹤草、茜草炭、蒲黄炭止血而不留瘀；非经期慢性盆腔痛且有内膜炎症表现者，可加入四妙散清利湿热。

【学术思想及理论基础】

周教授认为，瘀血是子宫内膜异位性疾病的致病因素，但瘀血的形成与肾阳不足紧密相关。若肾气不足，则无力推动气血运行，血行不畅，留而为瘀；若肾阳偏虚，则经血失于温化，瘀血凝结，阻滞胞宫冲任，不通则痛。周教授临床观察发现，子宫内膜异位性疾病的患者常见经前期偏短、经前经后漏红的症状，经期以四肢发冷、腰部酸冷、便稀腹泻等阳虚症状多见，基础体温可见高温相上升缓慢、偏低、偏短或不稳定，均属肾阳偏虚的表现。故认为子宫内膜异位症性疾病肾阳偏虚为本，瘀血内结为标，本虚标实，相兼为病。

参考文献

[1] 钟秋喜,周佳玮,杨晗,等.周惠芳治疗子宫内

膜异位症经验探析［J］.中国中医基础医学杂志,2022,28(12):2043-2045,2074.

［2］贺希,周惠芳.周惠芳治疗子宫内膜异位症性不孕经验浅析［J］.江苏中医药,2015,47(2):21-23.

［3］狄丹华,周惠芳.周惠芳治疗子宫内膜异位性痛经经验撷要［J］.中国中医基础医学杂志,2020,26(12):1870-1872,1911.

四十一、朱南孙

朱南孙教授简介

国医大师，上海市名中医，海派“朱氏妇科”第三代传人。朱教授创立了“动静观”，提出“审动静偏向而使之复于平衡”观点，形成“从、合、守、变”的学术思想。重视“肝肾同源”理论，辨证用药多以肝肾为纲，肝肾同治。

基于“冲任气滞血瘀，不通则痛”“血脉营卫，周流不休”“血脉流通，病不得生”理论，朱教授认为子宫内膜异位性痛经的主要病机为冲任气滞，胞脉瘀阻；治疗本病的关键以阻断瘀块的形成为主，化散已形成的瘀块为辅。

子宫内膜异位症/子宫腺肌病痛经

1. **验方** 加味没竭汤。

2. **组成** 生蒲黄24g（包煎），炒五灵脂15g（包煎），三棱12g，莪术12g，炙乳香、没药各3g，生山楂12g，青皮6g，血竭粉2g（冲服）。

3. **主治** 气滞血瘀型子宫内膜异位症痛经。症见经期中小腹胀痛、拒按，经量少或行经不畅，经色紫黯有块，块出痛减，经净痛消，胸乳作胀，舌质瘀黯，脉弦或滑。

4. **用法及临证加减** 经前1～2天及经期口服加味没竭散以疏肝理气、活血化瘀止痛；非经期以扶正为主，祛邪为辅，以温阳益气养血为主，少佐软坚散结消癥之品，如选用黄芪、党参、白术、菟丝子、熟地黄、白芍、当归、生山楂、三棱、莪术等，使得气足则血生，气旺则血畅，血得温则行，阴得阳助则生化无穷，气血充足，血行顺畅，癥瘕渐消。

若经期腹痛，出血量多有块，可酌加三七、茜草以化瘀止血；若症见非经期慢性盆腔痛，舌质红、苔黄腻等热瘀交结之象，可加蒲公英、红藤、地丁草等以清热利湿、化瘀止痛，另有一方——朱氏清热化瘀方。处方组成为红藤30g，蒲公英15g，川楝子9g，牡丹皮9g，生蒲黄15g（包煎），赤芍15g，没药6g，三棱9g，莪术9g，柴胡9g，延胡索9g，刘寄奴15g。治以行气活血化瘀、清热散结。

【学术思想及理论基础】

朱教授根据妇女以血为本，以气为用，脏腑功能完备，血海充盈，由满而溢，胞脉的满溢和胞宫的藏泻有度，而形成和维持正常月经的中医理论，认为经血属“离经之血”，经血排出以通顺、畅行为贵。提出“离经之血”逆行，留聚下焦，瘀滞日久，脉道不通，瘀积成癥是形成子宫内膜异位症的病理基础。认为其主要病机为冲任气滞，胞脉瘀阻。因此，阻断瘀块的形成为主，化散已形成的瘀块为辅，是治疗本病的关键。对于由内异症引起非经期盆腔痛等，朱教授认为是因瘀、热之邪交阻胞宫胞络，冲任气机不畅所致，常言：“因于热者，清而通之，则瘀结乃消。”故朱教授提出对于内异症合并慢性盆腔痛的患者应从瘀、热论治，当清冲任积热，化胞络瘀血，开厥阴肝气，促气机通畅。

【验案举隅】

李某，女，40岁，已婚。初诊日期：2010年12月25日。

因“痛经10年余，加重1年”就诊。患者既往痛经史约10年，常服止痛药，近1年服止痛药无效，每于经净后仍有小腹疼痛。

2010年12月B超：子宫大小71mm×77mm×67mm，子宫肌层回声不均，提示子宫腺肌病可能。

生育史：G3A3（怀孕3次，流产3次）。

脉弦细，舌淡黯、边尖红，苔薄黄。

西医诊断：子宫腺肌病。

中医诊断：痛经，瘀阻冲任证。

治则：活血化瘀，利气通滞。

方药：生蒲黄15g（包煎），丹参30g，牡丹皮15g，赤芍15g，刘寄奴15g，石见穿15g，王不留行15g，皂角刺15g，延胡索6g，红藤30g，地丁草15g，蒲公英30g，乌药9g，青皮6g，血竭

9g，炙乳没各4.5g。

二诊：腹痛好转，右下腹坠痛，呈放射性至大腿及腰骶部，脉弦细，舌质红，苔黄腻，证属热瘀交结，冲任气滞。治拟清热化瘀。

方药：生蒲黄15g（包煎），丹参30g，牡丹皮15g，蒲公英30g，红藤30g，刘寄奴15g，地丁草15g，皂角刺15g，柴胡6g，延胡索6g，青皮6g，血竭9g，炙乳、没各3g。

后再经两诊，治宗原法增进，患者腹痛及痛经明显好转。

按：子宫内膜异位症引起的痛经因其症状严重，属于重症痛经，是妇科常见病、疑难病之一。朱教授以活血化瘀、利气通滞为大法，用加味没竭汤加减，且考虑患者既往3次流产史，数度流产后刮宫损伤冲任胞宫，瘀热交结，冲任气滞，故酌加蒲公英、红藤、地丁草等以清热利湿、化瘀止痛，收效甚佳。这体现了辨证论治的重要性。

参考文献

［1］庞保珍,庞清洋.不孕不育名方精选［M］.郑州:河南科学技术出版社,2019:182.

[2] 吴中恺,曹阳,许传荃,等.朱南孙治疗子宫内膜异位症痛经经验[J].中医文献杂志,2018,36(3):47-48.

[3] 庞保珍,郭兴萍,庞清洋.用中西医生殖医学[M].北京:中医古籍出版社,2018:508.

[4] 朱南孙.海派中医朱氏妇科[M].上海:上海科学技术出版社,2016:66.

索 引

一、子宫内膜异位症/子宫腺肌病

二、子宫内膜异位症